A
Bíblia
do Pilates

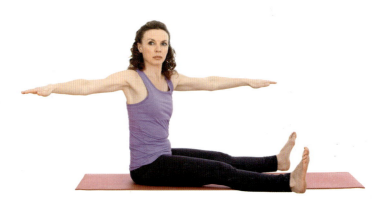

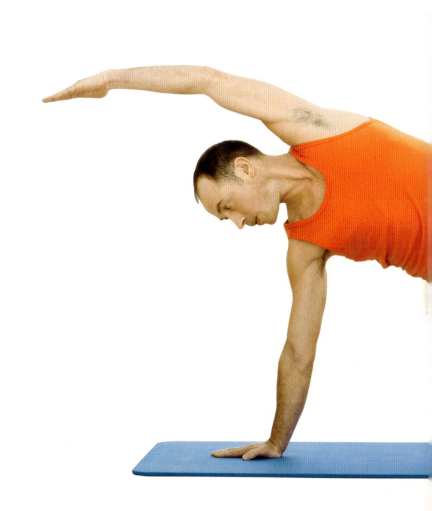

A Bíblia do Pilates

Jo Ferris

O Guia Definitivo dos Exercícios de Pilates

Tradução:
EIDI BALTRUSIS C. GOMES

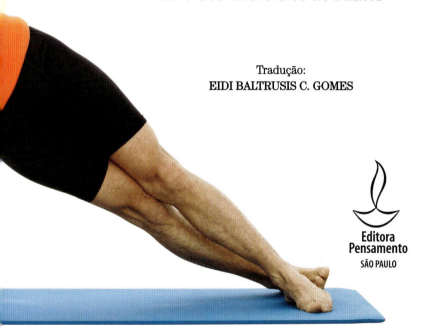

Editora
Pensamento
SÃO PAULO

Copyright © 2013 Jo Ferris e Gerry Maguire Thompson.
Copyright do design e layout © 2013 Octopus Publishing Group Ltd.
Publicado originalmente na Grã-Bretanha em 2013 por Godsfield Press, uma divisão da Octopus Publishing Group Ltd.

Copyright da edição brasileira © 2014 Editora Pensamento-Cultrix Ltda.

Texto de acordo com as novas regras ortográficas da língua portuguesa.

1ª edição 2014.
1ª reimpressão 2017.

Todos os direitos reservados. Nenhuma parte desta obra pode ser reproduzida ou usada de qualquer forma ou por qualquer meio, eletrônico ou mecânico, inclusive fotocópias, gravações ou sistema de armazenamento em banco de dados, sem permissão por escrito, exceto nos casos de trechos curtos citados em resenhas críticas ou artigos de revistas.

A Editora Pensamento não se responsabiliza por eventuais mudanças ocorridas nos endereços convencionais ou eletrônicos citados neste livro.

Jo Ferris e Gerry Maguire Thompson reivindicam o direito moral de ser identificados como autores desta obra.

Qualquer informação contida neste livro não visa substituir a orientação médica. Qualquer pessoa com uma doença que exija cuidados profissionais deverá consultar um médico ou terapeuta qualificado.

Editor: Adilson Silva Ramachandra
Editora de texto: Denise de C. Rocha Delela
Coordenação editorial: Roseli de S. Ferraz
Produção editorial: Indiara Faria Kayo
Assistente de produção editorial: Estela A. Minas
Editoração Eletrônica: Join bureau
Revisão: Claudete Agua de Melo

CIP-BRASIL. CATALOGAÇÃO NA PUBLICAÇÃO
SINDICATO NACIONAL DOS EDITORES DE LIVROS, RJ

Ferris, Jo
    A bíblia do pilates: o guia definitivo dos exercícios de pilates / Jo Ferris; tradução Eidi Baltrusis C. Gomes. – 1. ed. – São Paulo: Pensamento, 2013.
    400 p.: il.

    Tradução de: The Pilates bible: the definitive guide to Pilates exercises
    inclui índice
    inclui glossário
    ISBN 978-85-315-1831-7

    1. Pilates, Método – Manuais, guias, etc. 2. Exercícios físicos. I. Título.

13-04945   CDD: 613.71
                                                                        CDU: 613.7

Direitos de tradução para o Brasil adquiridos com exclusividade pela
EDITORA PENSAMENTO-CULTRIX LTDA., que se reserva a
propriedade literária desta tradução.
Rua Dr. Mário Vicente, 368 – 04270-000 – São Paulo – SP
Fone: (11) 2066-9000 – Fax: (11) 2066-9008
http://www.editorapensamento.com.br
E-mail: atendimento@editorapensamento.com.br
Foi feito o depósito legal.

Sumário

- **INTRODUÇÃO** 6
  - Por que praticar Pilates? 8
  - Como usar este livro 10
- **CAPÍTULO 1:** Tudo sobre Pilates 18
  - História do Pilates 20
  - Pilates Clássico 22
  - Os Princípios do Pilates 24
  - Conceito-Chave do Pilates 28
  - Como o Pilates Atua 36
  - Benfícios do Pilates 41
- **CAPÍTULO 2:** Ao Iniciar o Pilates 48
- **CAPÍTULO 3:** Os Fundamentos 58
- **CAPÍTULO 4:** Programa para Principiantes 84
- **CAPÍTULO 5:** Programa Intermediário 128
- **CAPÍTULO 6:** Programa Avançado 212
- **CAPÍTULO 7:** Série de Exercícios com Peso para os Braços 350
- **CAPÍTULO 8:** Série de Exercícios de Dez Minutos e Série de Solo Completa 364
- **CAPÍTULO 9:** Pilates em sua Vida Diária 378
  - Postura e Movimento 380
  - Pilates para Circunstâncias Especiais 384
  - Pilates nos Diferentes Estágios da Vida 388

- Glossário 392
- Índice Remissivo 394
- Agradecimentos 400

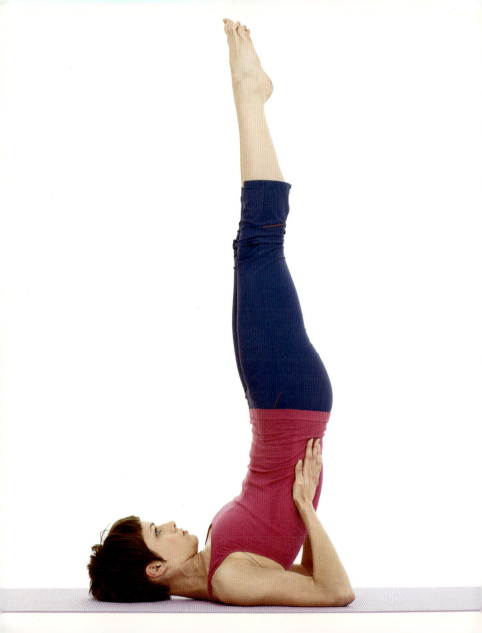

Introdução

Este livro é um instrumento de auxílio abrangente no processo de aprendizagem do Pilates. Nada pode substituir o olhar atento e experimentado de um bom instrutor, por isso certamente vale a pena aprender com um desses instrutores. Contudo, a prática realizada individualmente é essencial. Este livro vai orientá-lo na sua prática pessoal, consolidando aquilo que você aprenderá em suas sessões com um instrutor. A combinação da prática individual com a instrução profissional dá ótimos resultados: você fica mais forte e entra em forma mais rapidamente, colhendo os benefícios do método em sua vida diária.

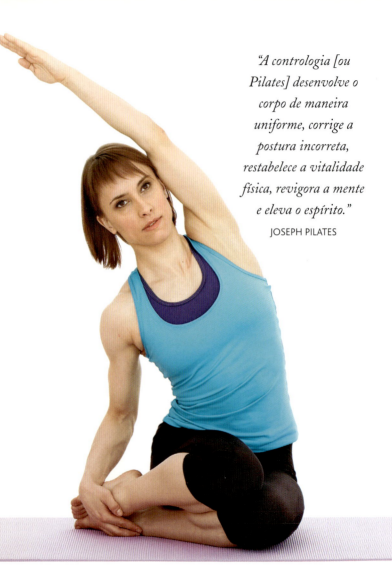

> *"A contrologia [ou Pilates] desenvolve o corpo de maneira uniforme, corrige a postura incorreta, restabelece a vitalidade física, revigora a mente e eleva o espírito."*
>
> JOSEPH PILATES

Por que praticar Pilates?

Que razão melhor para iniciar a prática do Pilates do que a afirmação da página oposta? Joseph Pilates (1880-1967) elaborou esse sistema de exercícios para trabalhar cada músculo do corpo, com o objetivo de melhorar a circulação do sangue em cada fibra e tecido do corpo, e oferecer todos os benefícios que uma circulação melhor pode proporcionar.

Joseph Pilates ensinava à pessoa que estava diante dele, e como cada pessoa tem um corpo diferente, ninguém era ensinado exatamente do mesmo modo. O sistema é, portanto, altamente adaptável, o que lhe permite ser acessível à maioria das pessoas, independentemente de seu nível inicial de aptidão. Tanto alguém que se recupera de uma lesão quanto o atleta de elite podem usar o Pilates igualmente para aumentar a força corporal e melhorar o condicionamento físico.

A conexão entre mente e corpo é um dos grandes benefícios gerados pelo sistema Pilates. É bastante reconhecido o fato de que o exercício físico intensifica a liberação de endorfinas (substâncias químicas secretadas pelo cérebro durante o exercício, que contribuem para o alívio da dor e produzem uma sensação de bem-estar) e tem potencial para melhorar seu humor. O Pilates ainda tem um benefício extra: ajuda você a "obter o domínio da mente sobre o completo controle do corpo", intensificando a sensação de bem-estar gerada por essa forma de treinamento.

O Pilates se tornou cada vez mais popular nos últimos tempos pelo seu potencial de fortalecer a estabilização do seu centro, aumentando sua flexibilidade e resistência. Uma vez que você tenha dominado alguns movimentos, a estrutura do sistema Pilates permitirá que você incorpore seus benefícios à sua vida diária (ver Capítulo 9).

Como usar este livro

O Pilates não é um modismo passageiro em termos de atividade física, que envolve uma série de exercícios separados e desconexos; ao contrário, ele é um sistema sofisticado de movimentos, com uma estrutura e propósito em relação a tudo o que expõe. Trata-se de um sistema muito eficaz, cuja prática constante tem potencial para produzir mudanças dramáticas e duradouras no seu corpo. Para que você possa conseguir essas mudanças, o sistema Pilates precisa ser aprendido de forma correta desde o início.

Joseph Pilates, o criador dessa disciplina, afirmou: "Em dez sessões você sentirá a diferença, em vinte verá a diferença e em trinta terá um corpo completamente novo". Em seu livro *Return to Life Through Contrology* (como ele chamava o que agora conhecemos como Pilates), o autor expressou a crença de que seu sistema não exigia filiação a uma academia dispendiosa – sua meta era tornar os benefícios de seu sistema facilmente acessíveis a todos. Seu "matwork" (ou Pilates sobre o colchonete) foi planejado para ser praticado no ambiente doméstico, a um custo mínimo para o praticante, desde que ele "obedeça conscienciosamente" às instruções referentes a cada exercício.

A IMPORTÂNCIA DO ESTÁGIO DE PRINCIPIANTE

Este livro – que vai guiá-lo em sua prática pessoal, consolidando aquilo que você aprender com um instrutor – foi projetado para apresentar desde os princípios elementares do Pilates, com exercícios preliminares chamados Fundamentos, até os exercícios de solo avançados. É importante encarar a aprendizagem do Pilates como um processo e resistir à tentação de saltar diretamente para os exercícios dinâmicos e desafiadores do Programa Avançado. Se você já estiver em forma e for forte, poderá pensar que saltar etapas não será nenhum problema, mas essa não é a realidade.

Ao longo da minha experiência de muitos anos com o ensino do Pilates, instruí uma grande variedade de pessoas – desde portadoras de lesões até as que estavam em muito boa forma.

O Programa para Principiantes vai lhe dar os fundamentos para praticar depois os exercícios mais desafiadores do Pilates.

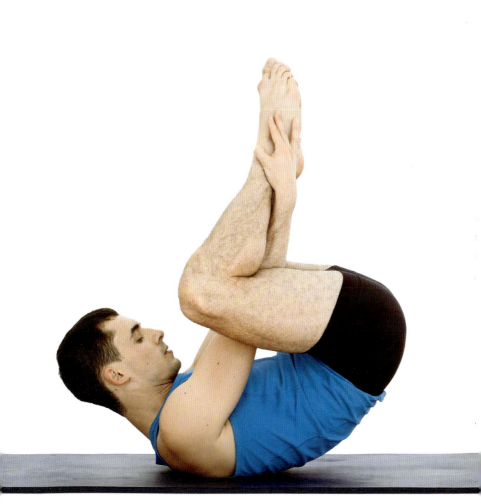

O fato de um praticante estar em forma para correr meia maratona não significa que ele tenha uma boa estabilização central: um jovem com os músculos abdominais bem definidos não terá necessariamente o controle do seu centro para realizar alguns dos exercícios mais difíceis do Pilates com segurança. A menos que usem certas modificações fornecidas neste livro, algumas pessoas atléticas que praticam um único esporte podem ter pouca flexibilidade e limitações em sua amplitude de movimento, o que talvez as impeça de realizar alguns exercícios de Pilates. Por isso todos – independentemente de seu nível individual de aptidão – precisam começar do início.

Mesmo os que estão em muito boa forma precisam aprender Pilates desde o início.

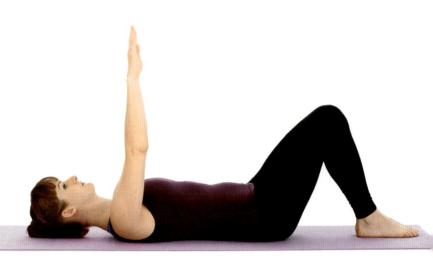

ESTÁGIOS DA APRENDIZAGEM

OS FUNDAMENTOS (ver pp. 58-83) vão ensiná-lo a se alinhar no colchonete e "escavar" (ver glossário) seus músculos abdominais. Faça essa seção antes de prosseguir – não avance até que tenha programado o seu corpo para esses exercícios preliminares do Pilates.

O PROGRAMA PARA PRINCIPIANTES (ver pp. 84-127) é um conjunto bastante básico de exercícios de solo que lhe dá a oportunidade de desenvolver alguns movimentos simples da seção Fundamentos que você já programou em seu corpo. Assim, você pode começar a treinar a resistência dos músculos do seu centro, que será combinada com controle e certa flexibilidade.

Antes de ir além do Programa para Principiantes, você deve se certificar de que está preparado para passar para o Programa Intermediário. Você tem que ser capaz de realizar qualquer exercício com segurança e eficácia, antes de se impor um desafio maior. Os sinais de progresso indicam que você está forte o suficiente para passar de um nível para o seguinte – aqui estão alguns desses sinais:

Os Fundamentos vão ajudar você a programar componentes essenciais do movimento em seu corpo.

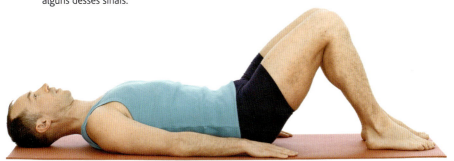

- Os exercícios não devem causar dor! Entretanto, não confunda esforço e uma sensação suave de estiramento com dor.
- Você precisa ser capaz de manter a "escavação" (ver p. 28) e todas as suas outras conexões durante todo o movimento.
- Você precisa ser capaz de alcançar e manter os Pontos de precisão apresentados em cada exercício.
- Você precisa ser capaz de realizar o exercício sem cometer nenhum dos *Erros comuns*.
- Você precisa realizar com constância os itens mencionados acima.

A cada sessão, só acrescente à sua prática um novo movimento por vez e apenas quando já tiver proficiência nos exercícios anteriores.

Aprender a erguer a cabeça corretamente vai ajudá-lo a acionar os abdominais.

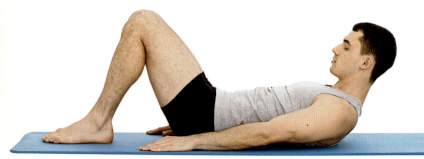

O PROGRAMA INTERMEDIÁRIO (ver pp. 128-211) desafia um pouco mais sua flexibilidade, usando o centro de força ou "*powerhouse*" (ver p. 28). As conexões são feitas por meio de movimentos maiores e em diferentes posições. Talvez seja necessário praticar esse nível durante algum tempo antes de iniciar o Programa Avançado (ver pp. 212-349). Alguns alunos simplesmente não passam para a seção avançada, pois o nível intermediário continua a conter desafios e metas a atingir. Não faça uma transição súbita para a seção avançada; introduza um novo exercício de cada vez.

O Programa Intermediário exigirá mais controle do seu centro.

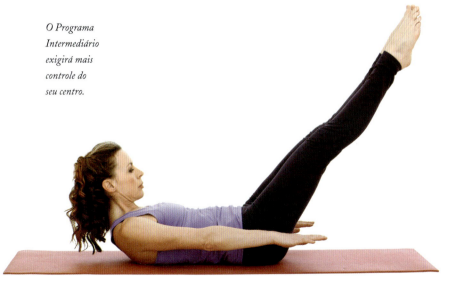

O PROGRAMA AVANÇADO mostra o Pilates como ele foi planejado para ser: dinâmico, forte e desafiador. Se for realizado de maneira controlada e apropriadamente executado, ele vai se revelar uma forma segura de exercício. Se for executado de modo negligente — sem que o aluno pratique os exercícios dentro dos padrões ou salte os estágios do principiante —, o Pilates pode provocar lesões, como ocorre com qualquer forma de exercício que exija esforço. O fato de você ser capaz de fazer 20 abdominais e 30 flexões não significa que está preparado para o programa Avançado. O desenvolvimento da resistência necessária para se concluir a Série de Cinco Abdominais e a série Flexões dos Braços, com seus números limitados de repetições, enquanto se mantém a "escavação" e todas as partes do corpo alinhadas, representa um desafio muito maior!

O Programa Avançado leva seu treinamento para o nível seguinte.

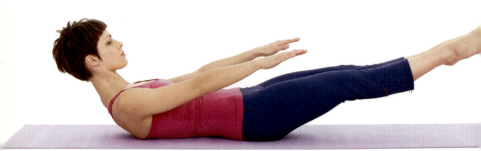

PROBLEMAS NAS COSTAS E NO PESCOÇO

O Pilates ganhou a reputação de reabilitar pessoas que têm problemas nas costas e no pescoço. O raciocínio por trás dessa relação é sólido, pois o sistema Pilates treina os músculos profundos que ajudam a sustentar a coluna – um centro forte que proporciona uma base forte para um corpo forte e livre de lesões.

O Programa para Principiantes foi elaborado para servir à maioria das pessoas que está se recuperando de uma lesão, incluindo as Modificações, que permitem ao praticante adaptar os exercícios de acordo com a sua necessidade. Contudo, é importante que o seu médico ou outro profissional de saúde lhe dê carta branca para começar a se exercitar. Consulte o profissional que estiver mais intimamente envolvido com o tratamento de suas costas ou pescoço – por exemplo, seu médico, fisioterapeuta, quiropata ou osteopata.

RESUMO DE COMO USAR ESTE LIVRO

1 Leia o Capítulo 1, prestando especial atenção aos princípios do Pilates (ver pp. 24-7)
2 Leia o Capítulo 2, com uma recomendação especial quanto à maneira de praticar o sistema com segurança (ver p. 54) e quando estiver se recuperando de uma lesão (ver p. 53). O Capítulo 9 faz referência a doenças e exigências mais específicas, em certas circunstâncias.
3 Aprenda a sequência de Fundamentos apresentada no Capítulo 3.
4 Inicie pelo Programa para Principiantes contido no Capítulo 4.
5 Assegure-se, com os Capítulos 5 e 6, de que está preparado para ir adiante, antes de se impor novos desafios.

Curta o processo!

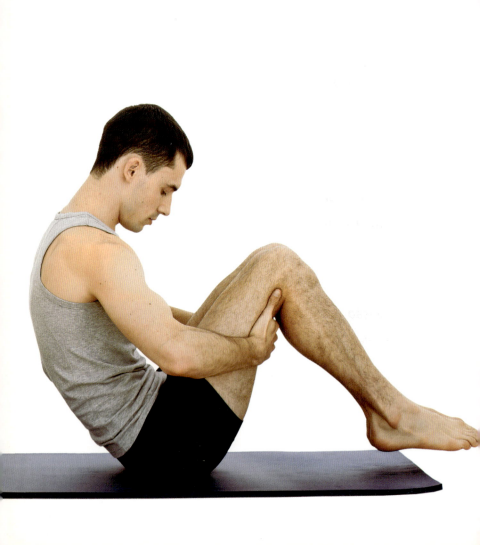

Tudo sobre
o Pilates

Este capítulo vai ajudá-lo a compreender as origens do Pilates, seu funcionamento, e como ele é capaz de exercer um impacto sobre o seu corpo. Ler a respeito dos princípios e conceitos subjacentes ao Pilates aprofundará sua compreensão desse sistema de exercícios, aumentando os benefícios que você obterá com sua prática.

História do Pilates

O Pilates teve suas origens há cerca de cem anos. Joseph Pilates nasceu na Alemanha em 1880 e sua herança se baseou no exercício e no bem-estar – seu pai era ginasta e sua mãe, naturopata. Joseph teve uma saúde precária quando criança, sofrendo de asma e raquitismo.Ele usou a atividade física para desenvolver sua força e, aos 14 anos, sua forma física era suficientemente boa para que ele servisse de modelo para mapas anatômicos.

Ele continuou a estudar o movimento e a boa forma física, interessando-se por práticas ocidentais e orientais. Passou a ganhar a vida como instrutor de autodefesa e boxe, e como artista de circo. Ele estava no Reino Unido quando a Primeira Guerra Mundial irrompeu em 1914 e foi detido pelo governo britânico, juntamente com muitos outros cidadãos alemães, por representar um risco potencial à segurança, e enviado à Ilha de Man, como prisioneiro de guerra. Ali, Joseph continuou a manter sua boa forma e desenvolveu programas de treinamento para os outros prisioneiros, com o objetivo de manter o bem-estar físico deles – esse foi o início do sistema Pilates de colchonete ou de solo. Durante a epidemia de gripe de 1918, os seguidores de sua técnica de condicionamento físico permaneceram imunes à doença; Joseph expandiu sua técnica, aplicando-a aos reclusos acamados; ele adaptou seu programa, usando molas e qualquer outra coisa que lhe permitisse improvisar. Essas ideias foram mais tarde incorporadas ao desenvolvimento dos equipamentos para Pilates.

UMA REPUTAÇÃO CRESCENTE

Com o término da guerra, Joseph voltou à Alemanha, onde continuou a desenvolver sua técnica e a atingir bons resultados com seu sistema de exercícios, que passou a ser usado por bailarinos e pela polícia alemã. Depois de ter sido chamado para treinar o exército alemão, algo que ia contra suas crenças pacifistas, ele partiu para os Estados Unidos, em 1925. Conheceu sua futura esposa, Clara, no navio para Nova York, e juntos eles criaram seu primeiro estúdio em 1926, para ensinar o sistema a bailarinos, atores e atletas. A reputação de Joseph continuou a crescer e artistas de renome do mundo da dança passaram a ser seus clientes.

O sistema Pilates que conhecemos hoje foi originalmente chamado de "Contrologia", e era praticado no solo ou sobre um colchonete. A intenção de Joseph Pilates era que seu sistema estivesse ao alcance de todos e exigisse pouco ou nenhum gasto financeiro. O equipamento foi desenvolvido para uso em estúdio e tinha a vantagem de proporcionar resistência, *feedback* e, por vezes, um desafio adicional.

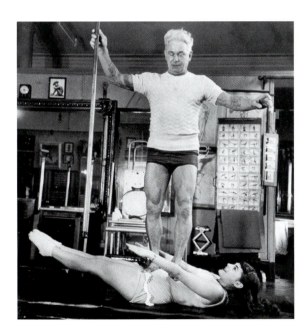

Joseph Pilates, 1951.

Pilates Clássico

Joseph Pilates escreveu dois livros sobre o seu sistema de exercícios: *Return to Life Through Contrology* (1934) e *Your Health* (1945). O primeiro descreve os princípios que regem o sistema, incluindo a importância de se respirar corretamente, a interação entre mente e corpo e a crença de que a saúde é holística (isto é, o tratamento da pessoa como um todo e não de doenças e distúrbios específicos) e exige que a mente e o corpo estejam sadios. Ele também contém os 34 exercícios de solo originais.

A maior parte do trabalho de Pilates foi transmitida por vários seguidores devotados, os quais o próprio Joseph instruiu e que passaram a ser conhecidos como os "*Elders*" (anciãos). O Pilates Clássico – como originalmente elaborado – foi preservado e transmitido por esses Anciãos, que treinaram sua própria geração de instrutores. As únicas mudanças ocorreram à medida que os avanços científicos foram ampliando a nossa compreensão do movimento, da fisiologia ou da anatomia humana. Contudo, em outras abordagens que não fazem parte do escopo dos Anciãos, foram introduzidas mudanças que podem refletir influências de pessoas ou de organizações envolvidas.

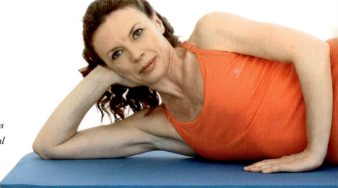

A série de exercícios com pontapé lateral exige equilíbrio e estabilidade.

COMPONENTES VITAIS DO PILATES

Diversos componentes importantes dão ao Pilates clássico seu poder e proporcionam o vínculo vital entre a prática do Pilates e os benefícios de que você desfrutará em sua vida diária.

Eles são:

- A sequência e a ordem dos exercícios conferem equilíbrio no corpo.
- A ideia do movimento fluido, usando-se transições e ligando-se um movimento a outro, ajuda a aumentar a resistência.
- A ordem dos exercícios trabalha com a gravidade: inicialmente você permanece deitado, uma vez que é mais fácil executar os exercícios nessa posição. Depois muda a postura, terminando a sessão na vertical, contra a gravidade. Isso remove aos poucos a pressão das articulações e a repõe gradativamente, o que educa os músculos profundos do corpo de forma progressiva.
- O sistema é muito adaptável, acessível à maioria dos alunos (seja qual for sua forma física inicial); contudo ele cria exigências e pode desafiar até mesmo o corpo mais apto.
- O Pilates estimula o desejo de se alcançar um objetivo – sempre desafiando os alunos a darem o melhor de si e a trabalharem tão perto do ideal quanto possível.

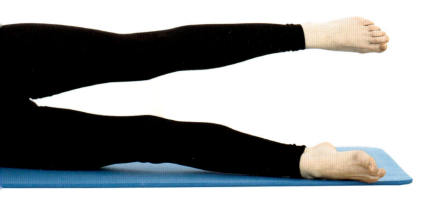

Os Princípios do Pilates

Joseph Pilates usou seis princípios para informar e orientar o aluno, quando este pratica seu sistema. Ao serem aplicados, esses princípios conferem ao Pilates seu poder, tornando seus exercícios uma modalidade holística mente-corpo-espírito, em vez de um mero conjunto de movimentos.

1: RESPIRAÇÃO

A respiração é vital para a vida e para o exercício físico. O meu trabalho diário com pessoas comuns mostrou-me até que ponto padrões incorretos de respiração podem se tornar um hábito, devido ao estresse, à ansiedade, à má postura e à falta de um bom condicionamento físico.

Por exemplo, é comum as pessoas prenderem a respiração quando começam a praticar um exercício com o qual não estão familiarizadas. Prender a respiração, no entanto, priva os músculos de oxigênio, transformando o exercício em algo desconfortável e desnecessariamente difícil. É extremamente importante deixar a respiração fluir. Joseph Pilates estava consciente da importância da respiração, enfatizando que uma expiração completa, seguida de uma inspiração completa, maximiza a oxigenação – o processo pelo qual o oxigênio é absorvido pelo corpo.

O sistema Pilates também foi habilmente elaborado para que a respiração correta contribua para a fluência dos exercícios, ajuste-se à sua forma e evite qualquer sensação de espasmo ou desconforto. Como princípio geral, a expiração sempre ocorre na parte do exercício em que o corpo é flexionado, sofre uma rotação ou está inclinado (com o lembrete de se "comprimir os pulmões" até não restar nenhum ar), enquanto a inspiração geralmente acompanha o esforço ou ocorre quando a coluna e o corpo estão alongados. A maneira como a respiração funciona no Pilates reflete o que conhecemos a respeito do diafragma e do papel que ele desempenha na estabilidade do centro. Contudo, você não deve prestar atenção excessiva ao modo como está respirando – apenas lembre-se de se mover e deixar a respiração fluir!

"A respiração é o primeiro ato da vida, e o último."
JOSEPH PILATES

2: CENTRALIZAÇÃO

No Pilates, a expressão "estabilidade do centro" não foi usada originalmente por Joseph Pilates, porém ele compreendia que um núcleo central forte leva a um corpo forte. O termo que ele usou para esse núcleo foi centro de força ou *powerhouse*. Todos os movimentos são realizados a partir desse centro de força; esse é, portanto, um termo que vamos usar bastante ao longo deste livro.

No Pilates, a percepção de nossa linha central também é usada para que os nossos movimentos sejam mantidos de forma correta e controlada. Todos nós temos uma percepção inerente de onde está a linha central do nosso corpo. Isso nos confere uma estrutura interna que centraliza o nosso corpo em todas as suas ações e nos dá um parâmetro da sua localização no espaço. Quando se movimenta ao longo e a partir dessa linha central, durante os exercícios de Pilates, você consegue encontrar as conexões corretas no seu corpo.

"A contrologia foi desenvolvida para lhe proporcionar uma flexibilidade, graça natural e desenvoltura que vão se refletir na maneira como você caminha, se diverte e trabalha."
JOSEPH PILATES

A ideia de um "centro" não é somente um conceito físico. Se estiver mentalmente "centrado" enquanto se movimenta, você vai ficar mais concentrado e mais consciente daquilo que está ocorrendo dentro do seu corpo. Com o aumento da concentração, os movimentos serão mais precisos; isso fará com que o seu sistema nervoso se lembre da sensação de se mover naturalmente e gere padrões de movimento melhores. Se você estiver mentalmente centrado durante uma sessão de Pilates, seu exercício não será apenas um treino físico, mas uma completa coordenação de mente, corpo e espírito.

3: CONTROLE

Originalmente, Joseph Pilates deu ao seu sistema o nome de Contrologia. É importante que tenhamos controle sobre os nosso movimentos, em vez de deixarmos que sejam incontrolados ou balísticos – usem o impulso e a agitação dos membros. Quando nos movemos fora do alinhamento, nosso corpo fica sujeito a lesões. Estudos recentes provaram que o alinhamento otimiza a atividade dos músculos corretos: aqueles necessários para se ter um centro forte – os músculos que compõem o âmago do nosso corpo.

É necessário controle para se aprender os movimentos fundamentais, assim como os mais ousados. A seção deste livro que aborda os Fundamentos (ver pp. 59-83) ensina você a adquirir estabilidade, enquanto realiza pequenos movimentos com os membros.

"A contrologia se inicia com o controle mental sobre os músculos."

JOSEPH PILATES

4: CONCENTRAÇÃO

Uma total concentração vai ajudá-lo a se centrar e a se movimentar com maior controle. Mantenha a atenção sempre focada durante a sessão de Pilates, sem permitir que a mente se disperse, fazendo uma lista de compras mental ou ruminando os acontecimentos do dia. Deixe os pensamentos irrelevantes para trás ao entrar na sala de exercícios e concentre a atenção no seu corpo: como ele se sente e como você vai se movimentar com o máximo de precisão que sua capacidade permitir. Quando aprendemos com aquilo que descobrimos a respeito do corpo e de como ele controla os movimentos, chegamos à constatação de que as sensações que sentimos enquanto nos movemos são essenciais à aprendizagem de novos movimentos; por isso, não permita que distrações anuviem ou diluam essas sensações.

"Concentre-se nos movimentos corretos cada vez que se exercitar para não executá-los incorretamente."

JOSEPH PILATES

5: PRECISÃO

No Pilates não há movimentos descuidados ou descontrolados. Usar a concentração e a centralização simplesmente não torna o exercício completo – realize-o da melhor maneira que puder e mova-se com precisão. Mesmo para aqueles que demonstram o máximo de proficiência no Pilates, a jornada nunca termina. Há sempre um desafio maior, algo mais a aprender. Uma forma de tornar a prática sempre um desafio é trabalhar com precisão, pois ela aumenta a intensidade do seu desempenho. Você sempre pode melhorar a forma de executar um exercício. Ele nunca pode causar a sensação de que é fácil!

"Você deve sempre seguir à risca, sem se desviar, as instruções que acompanham os exercícios, e sempre manter a mente totalmente concentrada no propósito dos exercícios ao executá-los."

JOSEPH PILATES

6: FLUÊNCIA DOS MOVIMENTOS

O Pilates reflete o modo como nos movemos naturalmente na vida diária. Não existem pausas estáticas; o sistema Pilates é dinâmico e gera movimentos fluidos, que é a forma pela qual o sistema nervoso visa a controlar os movimentos do nosso corpo. Para alunos de Pilates, o objetivo é se mover sem esforço, com graça, e sem fazer movimentos desarmônicos ou abruptos. Cada um dos exercícios deve fluir e levar suavemente ao exercício seguinte, por meio das Transições. As Transições são tão importantes quanto os próprios exercícios; elas vão incentivá-lo a manter o centro de força acionado durante toda a série de exercícios. Quando você for capaz de trabalhar com fluência e fazer a conexão de um exercício com outro, sentirá os benefícios deste sistema em sua vida diária.

Conceitos-Chave do Pilates

Há vários conceitos-chave no Pilates com os quais é importante você se familiarizar, antes de começar os exercícios. Por isso, leia com atenção os tópicos seguintes e tente perceber o sentido desses conceitos.

CENTRO DE FORÇA OU *POWERHOUSE*

Todos os movimentos no Pilates se iniciam a partir da *powerhouse*. Ela é o seu centro – uma faixa ao redor da região central do corpo que pertence aos músculos abdominais profundos e aos músculos da coluna, do assoalho pélvico e do diafragma, sendo sustentada pelos músculos glúteos dos quadris e pela pelve. O centro de força estabiliza o tronco, sendo o sistema propulsor de cada movimento.

ESCAVAÇÃO

Escavar é contrair os músculos abdominais para dentro e para cima. Esse movimento constitui uma parte essencial da ativação do centro de força e tem como objetivo ajudar a estabilizar a coluna e a descomprimi-la durante o movimento, contribuindo para uma boa postura. A escavação é importante para que o aluno não "force para baixo" e permitir que os abdominais fiquem abaulados.

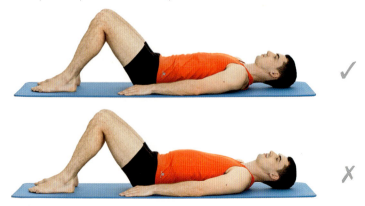

COLUNA/PELVE NEUTRA

A posição da coluna e da pelve é muito importante, principalmente para a estabilidade do centro e a ativação dos músculos abdominais profundos e dos músculos da coluna. Entretanto, é vital não se distrair e transformar a posição da coluna e da pelve na meta do exercício. A coluna permite a articulação e confere força, e a pelve precisa estar livre para se mover em relação à coluna e às pernas, permitindo movimentos flexíveis.

Os pontos-chave ao se aprender o sistema Pilates são:

- Deixar que a coluna se imprima levemente no colchonete, evitando deixá-la arqueada e afastada do colchonete, ou forçá-la para baixo, com os abdominais salientes, comprimindo-a contra o colchonete.
- Evitar inclinar a pelve, de maneira que ela se curve para cima e o cóccix desencoste do colchonete.
- Estabilizar-se, tanto escavando os abdominais quanto mantendo um centro de força ativo.
- Imaginar que a coluna está sendo alongada, do cóccix ao topo da cabeça.

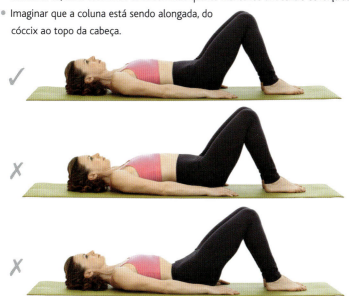

CURVA C

Nas instruções para a execução dos exercícios, ao longo do livro todo, você vai ser orientado a usar a curva C. Esse termo descreve a posição que a coluna adota durante certos exercícios. Para assumi-la em seu próprio corpo, contraia os músculos abdominais profundamente na direção da coluna. A curva C faz parte de muitos movimentos diferentes durante todo o trabalho de solo – na configuração de exercícios como, por exemplo, Rolar como Uma Bola, na p. 98, e durante um movimento, como o Alongamento da Coluna para a Frente, na p. 108.

Os abdominais elevam a coluna para criar uma curva C.

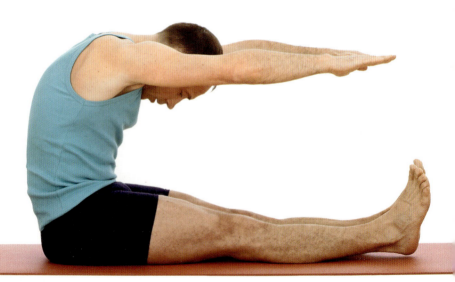

ARTICULAÇÃO DA COLUNA

A coluna foi criada para se articular: cada vértebra se move em relação à seguinte. O Pilates ensina movimentos fluentes, o que requer um grau de mobilidade e de flexibilidade; a coluna precisa se articular para a frente e voltar à posição vertical durante uma série de movimentos, para que se atinja a meta do exercício com segurança. Contudo, a coluna pode não estar se articulando livremente, devido a áreas de tensão ou à fraqueza dos músculos que ajudam no controle do seu movimento. Como o Pilates foi criado para melhorar a mobilidade, o controle e a força, se você estiver centrado durante o treino e atento ao seu corpo, será capaz de aprimorar a capacidade de sua coluna de rolar para cima e para baixo livremente.

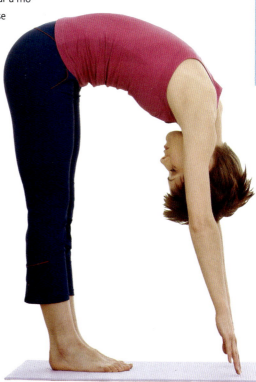

Uma coluna saudável deve ser capaz de se articular livremente.

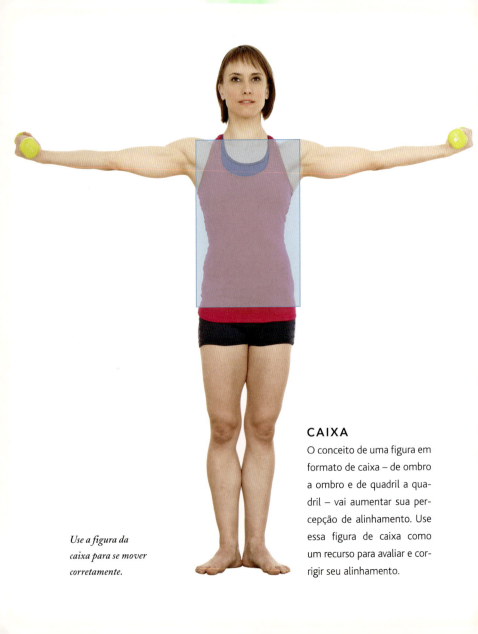

Use a figura da caixa para se mover corretamente.

CAIXA

O conceito de uma figura em formato de caixa – de ombro a ombro e de quadril a quadril – vai aumentar sua percepção de alinhamento. Use essa figura de caixa como um recurso para avaliar e corrigir seu alinhamento.

MOLDURA

A ideia de uma moldura ajuda a controlar os movimentos: os membros devem se mover com segurança, dentro da moldura de seu corpo ou do colchonete. A moldura de seu corpo é determinada pelo formato de caixa do seu corpo – os membros devem estar dentro da periferia de sua visão; eles não devem fazer movimentos violentos ou descontrolados.

ALONGAMENTO E OPOSIÇÃO

O Pilates tornou-se popular, em parte, porque os resultados estéticos podem incluir músculos longos e delicados, que proporcionam uma forma e uma silhueta agradáveis, em oposição a músculos salientes, que encurtam visualmente os membros e o tronco. O sistema Pilates consegue isso de várias maneiras. Uma das mais importantes é ensinando você a se alongar, a partir de um centro estável – isto é, uma *powerhouse* forte, que mantenha o tronco estável e permita a um membro se distender, numa posição de alongamento. O efeito é treinar músculos que atinjam seu estado alongado, com mais amplitude, ao contrário do que ocorre em alguns outros métodos de exercícios, como a musculação.

CONEXÕES

As descrições dos exercícios frequentemente se referem às suas "conexões". Não apenas o centro de força deve estar ativo; se as outras conexões também estiverem, elas vão ajudar você a ficar mais forte e a se mover com mais controle. Essas outras conexões são:

- Conexão costelas/escápula (ou espádua): as costelas são contraídas, em alinhamento com a frente do corpo, e as escápulas se assentam sobre a caixa torácica.
- Conexão calcanhares/nádegas: a sensação de que as pernas estão sendo unidas por um zíper, dos calcanhares às nádegas.
- Conexão da parte interna das coxas.

A POSIÇÃO DE PILATES

A posição de Pilates é muito similar ao ato de virar os pés para fora. Entretanto, como ocorre com tudo no Pilates, ela vem do centro e não da periferia. A postura é iniciada com a ativação dos glúteos e dos músculos da parte posterior interna das coxas, criando-se um *wrap* (como se você envolvesse essa região com uma faixa apertada) na parte superior das pernas e das nádegas, o que, por sua vez, ajuda a sustentar o centro de força. As pernas assumem de forma natural uma posição adequada, como resultado disso; não fique tentado a pensar que deveria permanecer na "primeira posição" dos bailarinos.

A postura do Pilates também é usada em outras posições, como naquelas em que as pernas estão no ar. Nessas posições, não aponte com os dedos dos pés – mantenha as pontas dos pés flexíveis.

VISUALIZAÇÃO

A imaginação pode ajudar você a encontrar a maneira correta de se mover, quando estiver aprendendo um exercício. Ela pode contribuir para a conexão entre mente e corpo e ajudá-lo a compreender o objetivo de um exercício, além de melhorar seu desempenho e sua capacidade de ser bem-sucedido. A utilização das *Visualizações*, fornecidas na descrição do exercício, torna sua prática mais efetiva.

QUEIXO NA DIREÇÃO DO PEITO

Em muitos exercícios, executados na posição deitada sobre o colchonete, a cabeça é mantida elevada e os olhos ficam fixos no umbigo. Isso contribui para a ativação correta do centro de força e dos abdominais. Se a cabeça estiver num ângulo incorreto, o

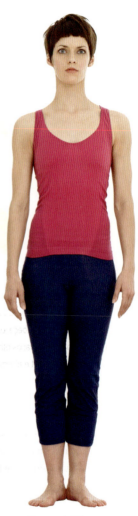

Postura do Pilates

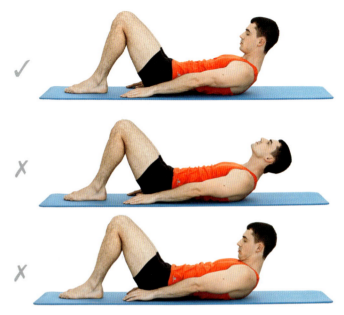

pescoço vai ficar tenso e isso pode impedir que seus abdominais participem de forma apropriada. Para levantar a cabeça, use o centro de força e faça com que a frente das costelas deslizem na direção da cintura; os olhos devem se fixar no umbigo e a parte anterior da garganta deve permanecer flexível e aberta, deixando apenas um pequeno espaço entre o queixo e o peito.

ESFORÇO COM FACILIDADE

O nosso sistema nervoso controla o modo como nos movemos, seguindo sempre um princípio básico – ele cria o movimento mais eficiente possível, de modo que haja economia na maneira como nos movemos; o movimento é suave e ininterrupto. Durante uma sessão de Pilates os movimentos têm que ser delicados e você deve evitar agarrar, se retesar e se estressar. É esse o significado da expressão "esforço com facilidade". Se trabalhar com o nível de exercícios correto para você, seu corpo sentirá o esforço e o desafio, mas ainda assim vai se mover livremente.

Como o Pilates Atua

ESTABILIDADE DO CENTRO

O sistema Pilates treina a estabilidade do centro. Em linhas gerais, podemos considerar que o corpo tem um "centro interno" e um "centro externo"; o centro interno fornece estabilidade à coluna e à pelve, enquanto o centro externo ajuda a sustentar o centro interno e movimenta o tronco. O sistema Pilates foi estruturado de tal forma que, ao praticá-lo, tanto seu centro interno quanto o externo são naturalmente treinados da maneira correta.

CENTRO INTERNO

O centro interno é composto de músculos profundos que se ligam diretamente a cada osso da coluna lombar e, profundamente, na pelve. Os músculos do centro interno são:

- O músculo abdominal mais profundo, o transverso do abdome.
- O músculo mais profundo das costas, o multífido.
- Os músculos do assoalho pélvico.
- O diafragma

O nível de atividade desses músculos deve ficar em segundo plano quando você estiver acordado, sem apresentar contrações e relaxamentos isolados e fortes, com o objetivo de sustentar a coluna lombar e as articulações sacroilíacas (onde a coluna se liga à pelve).

Por estarem constantemente ativos, esses músculos profundos fornecem estabilidade, tornando-se ligeiramente mais ativos em antecipação ao movimento, ainda que muito sutil, como mudar de posição ou erguer a mão para tocar o próprio rosto. Isso é necessário porque a estrutura dos ossos e dos ligamentos da coluna não proporciona, por si mesma, suficiente estabilidade para suportar até mesmo aumentos mínimos de carga sobre a coluna; esta, portanto, depende da atividade desses músculos para que a instabilidade ou lesões sejam impedidas.

OS QUATRO MÚSCULOS ABDOMINAIS DO TRONCO

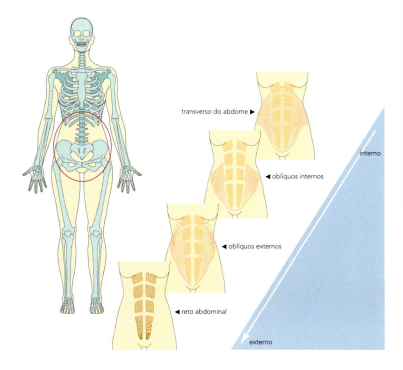

Os músculos do centro interno atuam de forma diferente da dos músculos maiores, mais visíveis – eles precisam funcionar em níveis baixos de atividade durante períodos de tempo prolongados e, por isso, exigem altos níveis de resistência, devendo se tornar mais ativos, antes que outros músculos movimentem o corpo; por essa razão, precisam ser treinados de modo diferente. Se você aprender Pilates da maneira correta, desde o início, sob uma boa orientação, vai saber usar naturalmente o seu centro interno.

MÚSCULOS POSTERIORES DO TRONCO, MOSTRANDO ALGUNS MÚSCULOS QUE COMPÕEM O CENTRO EXTERNO

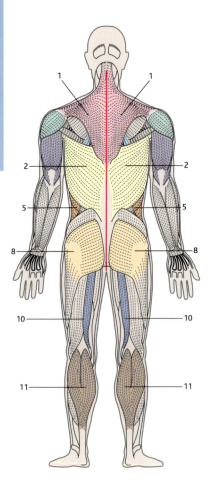

1 Trapézio – situado na parte de trás do pescoço, ao longo dos ombros.

2 Latíssimo do dorso (grande dorsal) – cobre a parte inferior do tórax até a região lombar. Ele traciona o braço para trás, puxa o ombro para baixo e a parte posterior do corpo para cima.

3 Eretor da espinha (não é mostrado) – este importante músculo situa-se na parte posterior do pescoço, tórax e abdome. Distende a coluna, além de manter o corpo na posição ereta. Quando atua somente de um lado, inclina a coluna para aquele lado.

4 Transverso do abdome (não é mostrado) – músculo interno profundo que atravessa o abdome. Ele mantém os órgãos internos no lugar.

5 Oblíquo externo – músculo externo que reveste o abdome. Ele comprime o abdome, sendo usado quando o tronco é movido em qualquer direção.

6 Reto do abdome – percorre verticalmente a parte anterior do abdome, sustentando os órgãos internos e tracionando a frente da pelve para cima.

7 Adutor – este músculo da parte interna da coxa traciona a perna para dentro.

8 Glúteo máximo – forma parte das nádegas. Ele é importante na manutenção de uma postura ereta, e também nas ações de andar, correr e saltar.

9 Quadríceps – percorre a região medial da parte anterior da coxa. Ele atua em oposição ao semitendinoso.

10 Semitendinoso – um dos músculos posteriores da coxa. Ele desce pela região medial da parte posterior da coxa, sendo usado na extensão da coxa e na flexão do joelho.

11 Gastrocnêmio – formando a maior parte da panturrilha, esse músculo fica na região posterior da perna, abaixo dos joelhos, sendo usado para andar e correr.

CENTRO EXTERNO

O centro externo é composto de outros músculos abdominais e das costas, que recobrem o centro interno. Os músculos abdominais oblíquos são, em grande parte, responsáveis pelo apoio do centro interno. Outros grandes músculos do tronco também fazem parte do centro externo e ajudam na junção das cinturas pélvica e escapular com o tronco.

Os músculos do centro externo ajudam a fornecer estabilidade, porém eles não conseguem proporcionar uma estabilidade profunda para a coluna, pelo fato de não serem ligados a vértebras, individualmente. Entretanto, eles não apenas atuam de maneira estabilizadora – também movimentam o corpo e, por isso, precisam ser treinados de modo que possam estabilizar e ficar fortes o suficiente para permitir esses grandes movimentos.

Se o centro interno enfraquecer ou não funcionar de maneira adequada, os grandes músculos da superfície do corpo e do tronco vão se tornar mais dominantes, para compensar. Como acabamos de aprender, esses músculos maiores não conseguem proporcionar uma verdadeira estabilidade à coluna e à pelve porque não possuem ligações profundas com vértebras distintas; portanto, se o centro interno não funcionar apropriadamente, seu corpo vai se tornar vulnerável à dor e às lesões. Em outras palavras, um centro interno forte, com um bom funcionamento, vai capacitá-lo a fazer movimentos mais fortes e controlados com os membros.

INTERAÇÃO ENTRE O SISTEMA MUSCULOSQUELÉTICO E O SISTEMA NERVOSO

Uma boa estabilidade central não depende simplesmente de músculos fortes e ativos. Para criar estabilidade, os músculos profundos têm que estar ativos antes de o corpo se mover; eles também precisam permanecer ativos por longos períodos de tempo; por isso, os músculos do centro interno exigem que o sistema nervoso opere eficientemente para lhes enviar as mensagens corretas. O sistema nervoso garante que os músculos corretos sejam estimulados, na sequência e no tempo corretos; ele também usa informações de todas as áreas do corpo – particularmente das articulações, dos músculos e dos ligamentos – para enviar as mensagens corretas, permitindo ao corpo se mover de uma forma controlada. Se a estabilidade de seu centro não estiver funcionando de maneira adequada, a causa dessa deficiência pode ser o fato de o sistema nervoso e o sistema muscular não estarem interagindo corretamente um com o outro. Para que a estabilidade de seu centro seja grande, essa interação tem de ser automática, sem envolver o pensamento consciente. Quando você atingir esse ponto, por meio da prática do Pilates, vai começar realmente a perceber seus benefícios em sua vida diária.

Quando o corpo se move espontaneamente, os músculos sempre trabalham em pares: para que um músculo se contraia, o músculo oposto precisa relaxar. Portanto, para iniciar um movimento, o sistema nervoso nunca envia mensagens para apenas um músculo – ele também tem que enviar mensagens que farão outro músculo parar de trabalhar; ele ainda envia mensagens aos músculos do centro interno, com o objetivo de estabilizar a coluna, antes que a estabilidade desta seja desafiada. Assim, o corpo nunca usa um músculo por sua própria iniciativa, mas atua de acordo com padrões, em sequências inteiras de ativação e desativação de músculos, para que você seja capaz de se mover. O sistema nervoso controla essa sequência complexa.

O Pilates não apenas treina o movimento, mas também treina o sistema nervoso para que este gere movimentos controlados, naturais e proveitosos – uma verdadeira interação entre o sistema nervoso e o sistema musculosquelético.

Benefícios do Pilates

"A conquista e o usufruto do bem-estar físico, da calma mental e da paz espiritual são inestimáveis para quem os possui, se é que existe alguém tão afortunado vivendo entre nós hoje."
JOSEPH PILATES

A CONEXÃO MENTE-CORPO-ESPÍRITO

Sabe-se que o exercício tem um efeito positivo sobre o nosso humor e bem-estar. O Pilates promove a "atenção" – o estar presente aqui e agora, com a exclusão de outras distrações. À medida que segue os princípios do Pilates, de concentração, centralização, respiração, precisão, movimento fluente e controle durante a prática, você começa a se desligar do mundo exterior e de quaisquer pensamentos irrelevantes, e a dirigir o foco da atenção para o seu corpo. Esse foco aumenta a percepção de seu corpo e do delicado equilíbrio entre mente e corpo. A medicina ocidental está começando a reconhecer a interação entre mente e corpo (e espírito), graças a qual um afeta profundamente o outro. Um estado físico em que as funções se apresentem saudáveis e a prática de exercícios podem ter um grande impacto em nossa saúde mental; da mesma forma, a nossa saúde mental pode ter um efeito significativo sobre nosso estado físico.

COORDENAÇÃO

Por meio da prática do Pilates você vai desenvolver consciência corporal. E à medida que aprimora a avaliação de onde o seu corpo e os seus membros se encontram no espaço, a precisão do *feedback* que o seu sistema nervoso vai receber também vai melhorar, aumentando na mesma proporção o controle de seus movimentos.

Depois de aprender o básico, você vai descobrir que os movimentos no Pilates têm um ritmo e uma dinâmica variados. Com a prática, você se familiariza com o exercício e começa a sentir que está se exercitando com a fluência resultante do movimento coordenado.

FLEXIBILIDADE

O Pilates desenvolve o "alongamento com força". A flexibilidade adquirida com o sistema é obtida por meio de um alongamento dinâmico, fundamentado pelo que a ciência nos ensina a respeito do controle do movimento. A contração máxima de um músculo ou de um grupo de músculos é acompanhada pelo relaxamento máximo dos grupos de músculos opostos. Um exemplo disso é demonstrado pelo exercício Chutes com Uma Perna (ver p. 262), que proporciona um alongamento efetivo do músculo quadríceps e dos flexores dos quadris (em decúbito ventral, a articulação do quadril é estabilizada e os músculos já se encontram numa posição alongada; depois, durante o movimento, você vai contrair os músculos posteriores da coxa e os glúteos para flexionar o joelho, fazendo com que o quadríceps e os flexores dos quadris" se desliguem ainda mais", permitindo que o joelho se dobre). O sistema Pilates incorpora movimentos em todas as dimensões, para a coluna e para as articulações principais, permitindo ao corpo se mover com fluência, sem ser impedido pela tensão e pela rigidez.

CONTROLE DO CENTRO

O controle do centro requer a estabilidade e a força do centro. Portanto, é importante aprender o Pilates corretamente desde o início, uma vez que a ênfase é colocada na reeducação da estabilidade do centro, a qual, com frequência, tem que ser aprendida de uma maneira muito consciente. Se você saltar para um exercício mais avançado muito precocemente, não vai passar por esse processo crucial. À medida que você progredir, o sistema vai acrescentando muitos movimentos para treinar a força e a estabilidade de seu centro e a estabilidade dele, para que esta se torne automática – aliás, a estabilidade do centro passa a ser algo natural quando ele funciona normalmente.

As flexões desenvolvem a força nos braços e nos ombros.

FORÇA MUSCULAR

O Pilates de solo desenvolve a força dos músculos, ao trabalhar com eles em toda a sua extensão – e não somente quando se encontram numa posição de encurtamento. Os músculos não trabalham apenas pela contração, o que os torna mais curtos (conhecida como "atividade concêntrica"), mas também por meio da "liberação" – isto é, pelo alongamento de forma controlada, uma vez que estejam contraídos ("atividade excêntrica"). Além disso, os músculos também são capazes de atuar de duas outras maneiras; eles podem se contrair sem alteração de sua extensão (contração isométrica) e podem manter a contração enquanto a tensão no músculo permanecer a mesma, porém com mudança no comprimento do músculo (uma contração isotônica). Esses são modos importantes pelos quais os músculos trabalham.

Para treinar os músculos corretamente, eles precisam ser exercitados levando-se em consideração a maneira como atuam. Se a principal função de um músculo for trabalhar excentricamente, ele vai precisar ser treinado dessa forma. O Pilates de solo treina naturalmente grupos de músculos de todas as diferentes formas pelas quais eles precisam trabalhar; para isso, usa a autorresistência (quando você move seus membros fortemente e resiste ao seu próprio movimento), a gravidade e a resistência criada pelo peso do corpo (trabalhando contra o peso do seu próprio corpo num exercício para aumentar o volume do seu trabalho ou a carga sobre os músculos, por exemplo, nas flexões ou nos erguimentos).

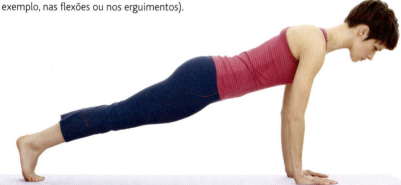

POSTURA

No trabalho que faço como professora de Pilates e fisioterapeuta, estou sempre observando a postura das pessoas e como ela se movem. A seguir, crio mentalmente uma hipótese que explique a má postura, como um desvio do "normal". Essa é uma profissão fascinante! No mundo do século XXI que habitamos, um fenômeno recorrente que tenho observado é uma combinação de queixo projetado para fora, ombros caídos e um porte atônico, curvado, carente de energia. Nós não temos mais que caçar para obter alimentos ou até mesmo realizar todas as nossas tarefas domésticas manualmente. O efeito final disso é que grande parte dos adultos no mundo ocidental passa um tempo considerável sentada, com os quadris e joelhos flexionados, a coluna curvada e a cabeça tombando para a frente em relação ao pescoço. Nós nos levantamos da cama, entramos no automóvel e dirigimos até o trabalho, onde ficamos oito horas diante de uma mesa; depois, voltamos para casa e nos sentamos num sofá confortável até irmos dormir. Há 168 horas numa semana: quantas dessas horas você passa numa postura negligente ou deitada?

A má postura exerce pressão não somente sobre os músculos, articulações, ligamentos e ossos, mas também sobre os sistemas respiratório, digestório e circulatório – potencialmente provocando dores de cabeça, padrões alterados de respiração e um sistema digestório lento. Com o tempo, nosso corpo se adapta a essa postura menos desejável, o que leva a uma perda de flexibilidade, tornando mais difícil corrigir uma postura incorreta; queixas moderadas, pequenos desconfortos podem então se transformar em problemas crônicos.

O Pilates, como um sistema de exercícios, realmente pode causar um impacto positivo sobre os problemas posturais, pois ele concilia o trabalho em todas as dimensões dos sistemas muscular e ligamentoso, em vez de treinar uma área do corpo, evitando seu superdesenvolvimento e rigidez. Depois que uma área do corpo é desafiada ou trabalhada, ela geralmente é alongada no movimento seguinte. Um bom exemplo disso é a série Desafiador (*Teaser*) (ver p. 196), que trabalha os abdominais com muita intensidade; esta é seguida pelo exercício Natação (ver p. 200), no qual a pessoa fica em decúbito ventral, enquanto alonga os abdominais. O Pilates

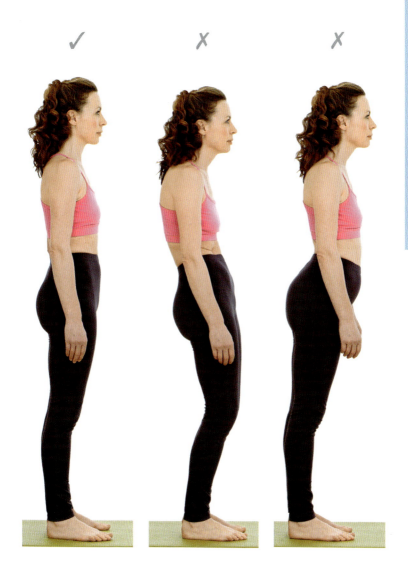

Benefícios do Pilates

também aborda as regiões do corpo que, com frequência, se tornam rígidas devido a uma postura alterada; os Chutes com as Duas Pernas, por exemplo (ver p. 264) abrem as partes frontais dos ombros e do tórax – as quais se enrijecem como resultado de uma típica postura de "queixo projetado para a frente".

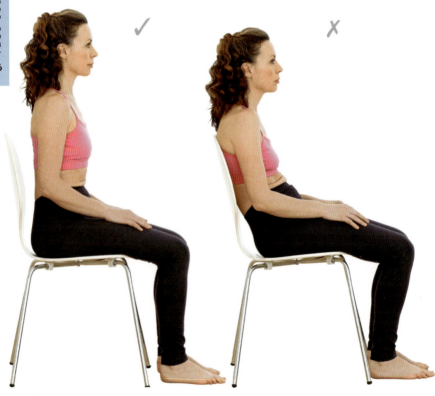

Uma consequência geralmente negligenciada da má postura é a maneira como as pessoas se apresentam. Ombros curvados e uma postura que transmite baixos níveis de energia, por exemplo, pode dar a impressão de alguém desinteressado e até mesmo de mau humor. Veja você mesmo: olhe-se no espelho, enquanto permanece numa posição incorreta, curvada para a frente, e preste atenção à sua expressão facial; considere a mensagem que pode estar enviando aos outros. Agora corrija a postura ou, melhor ainda, pratique a rotina de Pilates; olhe-se outra vez no espelho e veja a diferença: a pessoa diante de você parecerá mais cheia de energia; a expressão do seu rosto terá se iluminado e todo o seu porte estará mais "leve"!

A postura incorreta sobrecarrega a coluna de uma forma potencialmente prejudicial.

Ao Iniciar o Pilates

Siga estas orientações de como introduzir a prática do Pilates em sua vida, para que sua jornada tenha o melhor início possível.

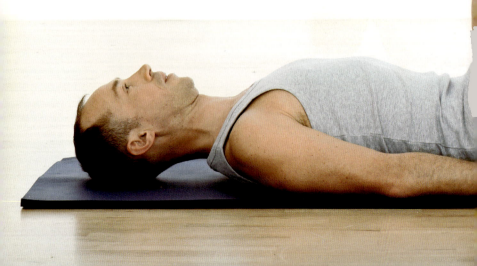

"Estude cuidadosamente. Não sacrifique o conhecimento em favor da velocidade, ao desenvolver um sólido regime de exercícios, baseado nos fundamentos do Pilates. Siga as instruções, exatamente como indicadas... Há uma razão para isso! O Pilates não é um sistema de exercícios ao acaso, que se destina apenas a produzir músculos bem definidos."

JOSEPH PILATES

CAPÍTULO 2

O Início

Você precisa de muito pouco para começar a praticar o Pilates: de algum espaço, de um colchonete e, mais importante, de vontade, desejo e motivação! Se tiver problemas de saúde, assegure-se de estar liberado para se exercitar, consultando um profissional de saúde. Se você estiver saudável e em boas condições físicas, vai estar preparado para começar.

Na Introdução (ver pp. 6-17) havia orientações sobre como usar este livro. Para recapitular, inicie pela seção Fundamentos (ver pp. 58-83), que vai ensiná-lo a "escavar" e ativar seu centro de força. É absolutamente essencial que você desenvolva essas habilidades básicas, que lhe permitem praticar o Pilates de forma segura e efetiva. O Programa para Principiantes (ver pp. 84-127) é outro passo importante em seu processo de aprendizagem. Se o seu condicionamento físico for bom e você já se dedicar a outras formas desafiadoras de exercício, talvez sinta que esse programa não vai trabalhar seu corpo com intensidade suficiente; porém, se executado adequadamente, o Programa para Principiantes lhe proporcionará um desafio e você sentirá o trabalho em seu corpo. Não pule esses estágios!

O Pilates é um sistema com uma estrutura; há uma boa razão para a ordem dos exercícios. Um exercício prepara o seu corpo para o seguinte; se ele for evitado, seu corpo pode não estar aquecido ou corretamente preparado para o exercício seguinte. A ordem dos exercícios também foi elaborada para promover o equilíbrio dos músculos no corpo; por isso, se você optar por sua própria seleção de exercícios, pode estar negando ao seu corpo um dos maiores benefícios terapêuticos do sistema Pilates. Portanto, para resumir:

- Aprenda os Fundamentos.
- Não fique tentado a pular o Programa para Principiantes e passar logo para os Programas Intermediário e Avançado.
- Atenha-se à ordem dos exercícios dentro de cada um dos níveis.

- Acrescente um exercício de cada vez, à medida que progredir, e o encaixe no lugar correto; consulte o Capítulo 8, que lhe mostrará o conjunto completo de exercícios de solo.
- Use as *Modificações* adequadas ao seu nível a ao seu estado físico.
- Procure sinais de que está preparado para progredir, obedecendo às indicações constantes das descrições dos exercícios.
- Use as *Transições* que são fornecidas para passar de um exercício para o outro.
- Esteja atento ao seu próprio corpo e a como ele se sente.

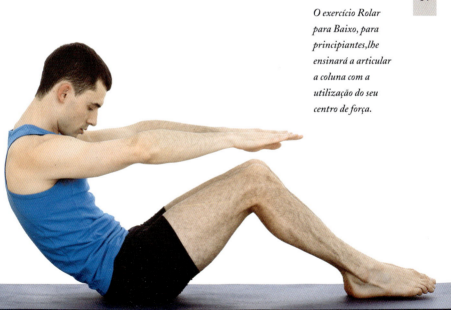

O exercício Rolar para Baixo, para principiantes, lhe ensinará a articular a coluna com a utilização do seu centro de força.

TRABALHE ATÉ O SEU LIMIAR FÍSICO

Todos nós temos um limite até o qual conseguimos nos exercitar, independentemente de nosso nível de condicionamento físico. Para melhorar a nossa condição física, precisamos trabalhar dentro do nosso limiar físico, que é o ponto no qual podemos realizar um exercício com segurança, enquanto continuamos a manter os *Pontos de precisão* descritos no texto. As áreas de aptidão que são desafiadas nesse patamar podem incluir flexibilidade, resistência, força, coordenação ou uma combinação de todos. Até mesmo o atleta em melhor forma tem um limiar dentro do qual deve trabalhar. Encontre o seu nível de condicionamento físico e trabalhe dentro dele. Ultrapassar esse ponto vai ser um convite às lesões; trabalhar abaixo desse nível vai limitar seu potencial de se beneficiar com os exercícios do Pilates. Isso se tornará mais claro quando você iniciar a prática do método.

Quer seja um principiante ou esteja num estágio avançado, sempre trabalhe de acordo com o seu próprio nível de condicionamento físico.

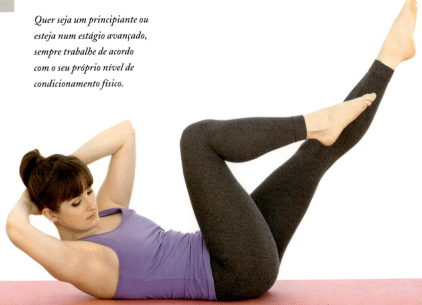

A REABILITAÇÃO APÓS LESÕES

O Pilates pode ser usado na fase de reabilitação após uma lesão, se ele for praticado com atenção à segurança e se as *Modificações* apropriadas forem adotadas – estas são descritas de acordo com os respectivos exercícios. Na fase aguda de uma lesão o procedimento correto vai ser procurar ajuda médica, repousar e seguir as orientações de um profissional de saúde. O Pilates é ideal para ser usado como um recurso de reabilitação na fase de recuperação e para que você mantenha uma boa condição física, se não puder praticar o esporte a que está habituado ou quaisquer outras atividades físicas. Ele é um regime de exercícios de baixo impacto e, em sua maior parte, elimina o efeito da gravidade, reduzindo, assim, a pressão sobre as articulações.

A reabilitação é essencial depois de um ferimento, para prevenir recidivas e qualquer deficiência adicional de função. O Pilates deve ser executado sob a supervisão ou orientação de um profissional qualificado; ele lhe dirá qual é o momento certo para você usar o Pilates. Contudo, as pessoas também precisam assumir responsabilidade pelo seu próprio bem-estar; a atividade de reabilitação não tem necessariamente que ser efetuada na presença de um terapeuta – por isso, siga seus conselhos, mas também pratique sozinho.

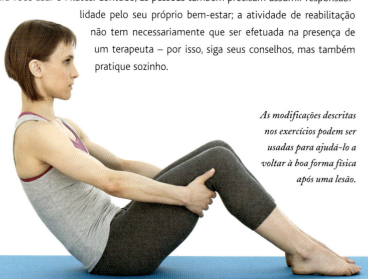

As modificações descritas nos exercícios podem ser usadas para ajudá-lo a voltar à boa forma física após uma lesão.

O Pilates lhe oferece a oportunidade de atingir várias metas que, frequentemente, precisam ser alcançadas durante a reabilitação:

- Estabilidade do centro
- Flexibilidade
- Força
- Resistência
- Propriocepção: percepção de onde as partes de seu corpo estão e de onde o seu corpo como um todo se encontra no espaço, o que vai ajudá-lo a obter o equilíbrio do corpo e o controle do movimento.

A PRÁTICA SEGURA DO PILATES

O Pilates não deve causar dor, mas você tem que experimentar uma sensação de esforço enquanto estiver fazendo os exercícios – se isso não ocorrer, é sinal que não está trabalhando com o suficiente empenho e vai ter sensações de estiramento. É importante ser capaz de distinguir entre o que é dor e o que é simplesmente esforço ou alongamento. Não é natural sentir agulhadas, uma sensação de queimação ou dormência; por isso, se isso acontecer, pare o exercício imediatamente!

Há, entretanto, certos momentos em que você não deve praticar o Pilates. Eles são:

- Em caso de uma lesão aguda.
- Se você não estiver bem, tiver uma infecção ou febre.
- Depois de uma refeição pesada ou de tomar bebidas alcoólicas. Coma um pequeno lanche pelo menos uma ou duas horas antes de iniciar os exercícios, porém evite comer ou tomar álcool durante a hora anterior à sua sessão de Pilates.
- Quando estiver muito cansado. Todos nós sentimos fadiga devido às pressões da vida diária, mas esta não é uma razão para não praticar Pilates; na verdade, os exercícios vão energizá-lo. Contudo, há ocasiões em que o cansaço é muito grande e ele pode colocá-lo em risco de sofrer lesões se você insistir em se exercitar. O cultivo da consciência corporal vai guiá-lo nessa questão.

Também é muito importante se aquecer. O exercício Os Cem (ver p. 86) foi planejado para acelerar a circulação e para aquecer o centro de força; por isso, não o deixe de fora. Da mesma forma, use os Fundamentos (ver pp. 58-83) se precisar de um momento para desanuviar a mente e conectá-la ao corpo.

MODIFICAÇÕES

As instruções para cada um dos principais exercícios contidos neste livro relacionam as metas do exercício, como executá-lo (com imagens e texto, passo a passo), como realizar a *Transição* para o exercício seguinte, os *Pontos de precisão* que exigem atenção e *Erros comuns* a ser evitados. Há também uma lista de *Modificações* para cada exercício, um recurso essencial que torna o Pilates acessível à maioria das pessoas. Use-as para realizar um exercício com segurança; elas também servem como elementos básicos para ajudá-lo, com o passar do tempo, a conseguir encontrar a forma ideal de fazer o exercício. As *Modificações* serão úteis durante um período de recuperação de uma lesão, se você tiver problemas com a flexibilidade, não estiver condicionado fisicamente ou tiver um centro fraco ou em mau funcionamento. Não se sinta de nenhum modo desanimado se tiver que usar as *Modificações* nem deixe que as dificuldades o desencorajem, fazendo-o desistir de sua jornada de Pilates. Todos precisam trabalhar de acordo com a própria capacidade.

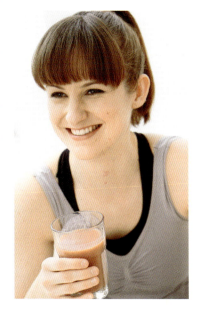

A COMBINAÇÃO DE EXERCÍCIOS COM A PRÁTICA EM CLASSE

Infelizmente não existem "soluções rápidas e fáceis" para a realização das metas que você quer alcançar quando inicia o Pilates; é necessário haver um elemento de motivação por parte do aluno. Joseph Pilates estimulava as pessoas a praticarem quatro vezes por semana, mesmo que por pouco tempo. A verdade é que, para sentir os benefícios em seu corpo você precisa praticar.

Se você tem uma aula semanal, use este livro como um auxiliar e pratique duas ou três vezes por semana no intervalo das aulas. A ênfase é colocada na qualidade: se o seu tempo for limitado, assegure-se de que aquilo que fizer seja da melhor qualidade, mesmo que represente uma rotina mais breve em vez do conjunto completo de exercícios de solo, executado de forma medíocre e ineficaz. Ao se tornar mais hábil você será capaz de completar um número maior de exercícios em menos tempo, mas com o mesmo nível de precisão. Dois programas de dez minutos são fornecidos no Capítulo 8 (ver pp. 364-77); este será um recurso útil para praticar Pilates, sempre que você não puder dedicar mais tempo aos exercícios.

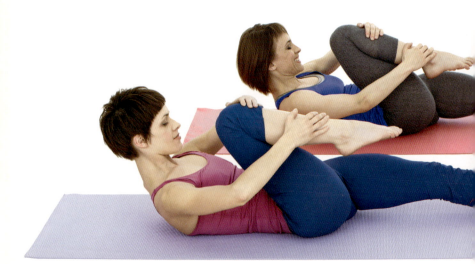

Uma maneira de complementar a prática é levar o que você aprendeu durante o treino para a vida diária. Por exemplo, use a escavação ao se dedicar às atividades diárias; ou, quando seu estado de espírito estiver elevado e você sentir os músculos alongados depois da sessão de Pilates, tente reproduzir essa sensação enquanto caminha.

EQUIPAMENTO

O único equipamento que você precisa ter para iniciar o Pilates é um colchonete. O ideal é que ele seja grosso o bastante para proteger a coluna e as articulações quando você estiver rolando e se exercitando durante seu programa de exercícios. Um colchonete de 10 mm de espessura proporcionará o nível de proteção desejado. O colchonete não deve deslizar pelo chão; as mãos e pés devem ser capazes de segurá-lo para evitar que ele escorregue.

Você não precisa de roupas especiais – as roupas apenas precisam estar suficientemente folgadas, de modo que você possa se movimentar livremente; elas não devem impedir seus movimentos. Há, ainda, uma ou duas outras pequenas peças de equipamento comumente associadas ao Pilates, como faixas de resistência, círculos mágicos, cilindros de espuma, pequenas bolas e bolas de academia, embora você não precise de nenhum desses objetos para integrar o Pilates ao seu programa de condicionamento físico. Algumas das descrições de exercícios se referem ao uso de um "bloco" para as *Modificações*, porém este não tem que ser uma peça de equipamento, comprada especialmente com essa finalidade; você pode usar uma almofada pequena e firme, uma lista telefônica ou um suéter de lã enrolado

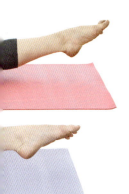

No Capítulo 7, Série de Exercícios com Pesos para os Braços (ver pp. 350-63) o texto menciona o uso de pequenos pesos manuais. Estes são opcionais; na verdade, os benefícios dos exercícios podem ser obtidos, aplicando-se a "autorresistência"; a utilização de pesos simplesmente intensifica o treino. Alternativas para os pesos manuais, como pequenas garrafas cheias de água, podem ser usadas no lugar dos pesos. Apenas assegure-se de ter controle sobre esses objetos, para evitar lesões.

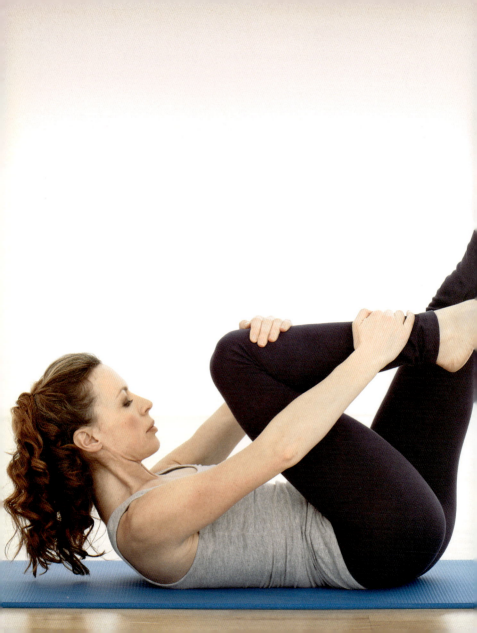

Os Fundamentos

Os Fundamentos lhe ensinam o princípio básico do uso e da escavação do seu centro de força para estabilizar as costas e a pelve, enquanto você delicadamente impõe um movimento à parte superior do corpo: "estabilidade com mobilidade". Os Fundamentos emprestam componentes-chave dos exercícios mais complexos e os desmembram em partes executáveis, corrigindo padrões de movimento que podem ter se tornado defeituosos devido a lesões, à má postura, ou ao estresse e pressões da vida diária. Os Fundamentos são um recurso útil quando você inicia o Pilates, quando está se recuperando de lesões e no início de uma sessão, ao concentrar sua atenção em seu corpo.

Imprimir a Coluna sobre o Colchonete

METAS:
- ✓ Ajudar a liberar músculos excessivamente ativos, como preparação para o trabalho com os músculos corretos
- ✓ Permitir que as vértebras relaxem, se alinhem e se apoiem delicadamente no colchonete
- ✓ Levar a atenção da mente para o corpo

1. **Deite-se de costas, com os joelhos flexionados e as solas dos pés totalmente apoiadas no colchonete.** Vire as palmas das mãos para cima e deslize os braços lateralmente, de modo que eles repousem confortavelmente sobre o colchonete. O pescoço deve estar alongado; use um bloco sob a cabeça, se necessário. Inspire pelo nariz, expandindo os pulmões para os lados. Expire e deixe o ar expirado descer pela coluna, à medida que cada um dos ossos se solta sobre o colchonete.

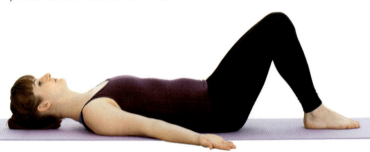

INFORMAÇÕES

NÚMERO DE REPETIÇÕES
3 a 5 respirações.

VISUALIZAÇÃO
Os músculos da coluna se fundem com o colchonete.

Respiração

METAS:
- ✓ Ensinar a expandir os pulmões e ampliar sua capacidade
- ✓ Aumentar a consciência da respiração
- ✓ Ajudar a alongar a coluna sobre o colchonete

1. **Deite-se de costas, com os joelhos flexionados e as pernas juntas, os pés apoiados no colchonete e os braços estendidos ao lado do corpo.** Use um bloco ou travesseiro sob a cabeça, se precisar. Inspire pelo nariz para encher os pulmões, levando o ar para as costelas: para os lados, para trás e para cima. Expire fundo e deixe que as costelas relaxem na direção da linha central do corpo, enquanto a coluna se alonga sobre o colchonete.

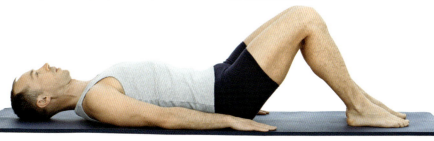

INFORMAÇÕES

NÚMERO DE REPETIÇÕES
3 a 5 respirações.

VISUALIZAÇÃO
Os pulmões se enchem como dois balões.

Iso-Abs

METAS: ✓ Ensinar como "escavar"

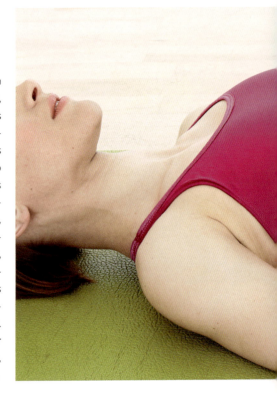

1. Deite-se de costas, com os joelhos flexionados, pés completamente apoiados e coluna suavemente impressa no colchonete. Coloque as mãos na parte inferior do abdome, com os polegares abaixo do umbigo e os indicadores sobre o osso púbico, formando a figura de um diamante. Inspire e, ao expirar, contraia os abdominais inferiores, na altura das pontas dos dedos, do centro do diamante e na altura do umbigo. Os músculos devem formar uma concavidade no abdome, mas a pelve deve ficar imóvel.

INFORMAÇÕES

NÚMERO DE REPETIÇÕES
3 a 5 respirações; não deixe a escavação relaxar entre as respirações.

VISUALIZAÇÃO
Contraia a parte inferior do abdome, como se estivesse tentando fechar o zíper de uma calça jeans apertada.

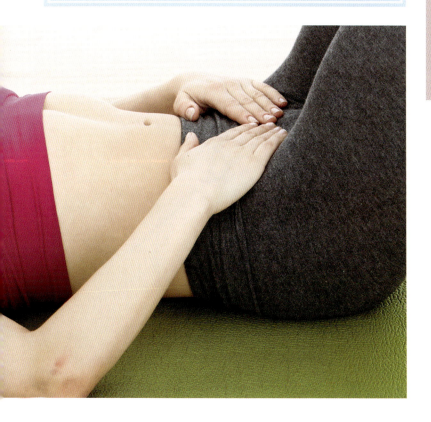

Acenos com a Cabeça

METAS:
- ✓ Ensinar a iniciar a elevação da cabeça corretamente
- ✓ Ensinar a separar a cabeça do pescoço

1 Deite-se de costas, com os joelhos flexionados e os pés apoiados no colchonete; os braços devem ser mantidos dos lados do corpo.

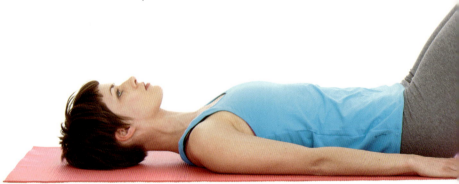

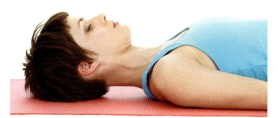

2 Alongue-se, usando o topo da cabeça, de modo que o queixo se incline delicadamente na direção do peito e a parte de trás do pescoço se alongue.

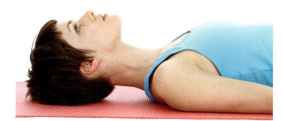

3 Incline o queixo suavemente na direção do teto; depois, incline-o para baixo novamente, na direção do peito, enquanto a parte posterior do pescoço se alonga.

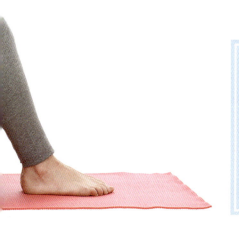

INFORMAÇÕES

NÚMERO DE REPETIÇÕES
3–5.

VISUALIZAÇÃO
Gire a cabeça sobre um eixo localizado entre as orelhas.

Arqueamento do Pescoço

METAS:
- ✓ Ensinar a erguer a cabeça corretamente, usando-se o centro de força
- ✓ Ativar os abdominais superiores para ajudar a sustentar a cabeça durante exercícios nos quais a cabeça permanece erguida

1 **Deite-se de costas, com os joelhos flexionados e os pés apoiados no colchonete**, braços dos lados do corpo.

INFORMAÇÕES

NÚMERO DE REPETIÇÕES
3–5.

VISUALIZAÇÃO
Pressione o esterno e a superfície inferior das costelas na direção do colchonete para erguer a cabeça.

Arqueamento do Pescoço

2 **Levante a parte superior da cabeça para alongar o pescoço,** incline o queixo na direção do peito e erga a cabeça; olhe para o umbigo, deslizando as costelas na direção da cintura ao rolar a cabeça para cima. Mantenha os ombros estendidos e o peito aberto.

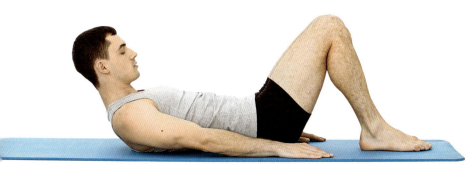

3 **Abaixe a parte superior da cabeça e role de volta para o colchonete.** Não deixe que o queixo se projete na direção do teto em nenhum momento. O rosto, a mandíbula e a garganta devem permanecer descontraídos.

Relógio

METAS:
- ✓ Mobilizar a pelve sobre acoluna lombar na parte inferior das costas e vice-versa
- ✓ Otimizar a localização da posição neutra ou média da pelve
- ✓ Usar os músculos abdominais num movimento limitado

1 Deite-se de costas, com os joelhos flexionados e os pés apoiados no colchonete. Imagine que você tem um relógio na parte inferior do abdome: a marca de 12 horas está situada em seu umbigo, a de 6 horas, em seu osso púbico.

INFORMAÇÕES

NÚMERO DE REPETIÇÕES
3–5.

VISUALIZAÇÃO
Use o movimento da pelve para rolar uma bola de gude entre as posições de 12 e 6 horas do relógio.

2. Usando os abdominais, role a bola de gude da posição de 6 horas para a de 12 horas, sentindo o cóccix se mover em caracol.

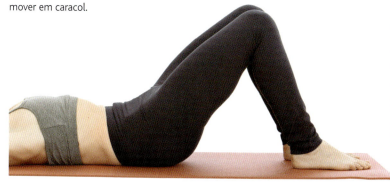

3. Alongue o osso púbico, afastando-o do umbigo (6 horas afastando-se de 12 horas), de modo que o cóccix toque o colchonete e surja um espaço entre este e a parte inferior das costas.

Estabilização da Cintura Escapular

METAS:
- ✓ Ensinar a conexão entre os ombros e o tronco, e como estabilizar as escápulas no tronco
- ✓ Ensinar como trabalhar os braços na articulação, sem deixar os ombros deslizarem para cima, na direção das orelhas
- ✓ Ativar a parte superior dos abdominais, onde estes se ligam às costelas

1 Deite-se de costas, com os joelhos flexionados e os pés apoiados no colchonete. Leve as mãos na direção do teto, enquanto as escápulas e as costelas se imprimem no colchonete.

INFORMAÇÕES

NÚMERO DE REPETIÇÕES
3 a 5.

VISUALIZAÇÃO
Sinta a parte posterior das costelas assentada em areia molhada. Na parte anterior, as costelas estão como que fundidas.

Estabilização da Cintura...

2 **Expire e deixe os braços flutuarem para trás, esticando os dedos.** A parte posterior das costelas e a coluna devem permanecer em contato com o colchonete; a parte anterior das costelas deve estar convergindo para a cintura. Depois inspire e deixe os braços flutuarem de volta para a posição inicial.

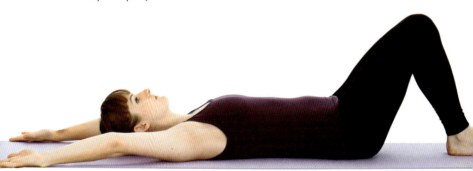

Flexão dos Joelhos

> **METAS:**
> ✓ Treinar a estabilização das costas e da pelve, usando-se o centro de força, enquanto se move a perna
> ✓ Ensinar a movimentar as pernas separadamente, a partir da pelve, e não como um "bloco" rígido
> ✓ Desafiar a escavação

1. **Deite-se de costas, com os joelhos flexionados e os pés apoiados no colchonete.** "Escave" o centro de força, para dentro e para cima; em seguida faça o joelho direito flutuar acima do quadril direito, mantendo a coluna e a pelve impressas na posição central. Volte o pé para o colchonete e depois repita com a perna esquerda. Erga as pernas alternadamente, mantendo o cóccix no colchonete e cada um dos joelhos em linha com o quadril e o ombro.

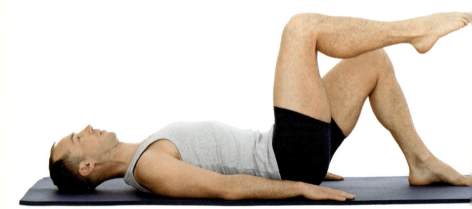

INFORMAÇÕES

NÚMERO DE REPETIÇÕES
3 a 5 com cada perna.

VISUALIZAÇÃO
Equilibre um pires de leite sobre o estômago; não deixe que os músculos das costas ou do estômago se desloquem ou o leite será derramado.

2 **Para progredir: ao abaixar um pé na direção do colchonete**, erga o outro, de modo que as pernas passem uma pela outra e os pés fiquem momentaneamente fora do colchonete. A coluna deve permanecer impressa no colchonete e os abdominais acionados, formando uma concavidade.

Abertura dos Joelhos

METAS:
- ✓ Estabilizar a pelve enquanto move uma perna
- ✓ Desafiar a escavação
- ✓ Treinar a estabilidade e o controle na altura dos quadris e da pelve
- ✓ Melhorar a mobilidade da articulação do quadril

1 Deite-se de costas, com os joelhos flexionados e a planta dos pés apoiadas no colchonete.

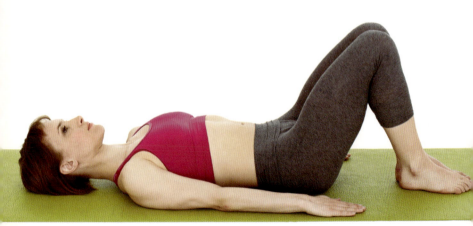

INFORMAÇÕES

NÚMERO DE REPETIÇÕES
3 a 5 com cada perna.

VISUALIZAÇÃO
As pernas se abrem como as pétalas de uma flor.

2 **Escave o centro de força;** depois mantenha o joelho esquerdo apontado para o teto e abaixe o joelho direito para o lado, sem que a pelve mude de posição. Leve o joelho direito de volta ao centro, com controle e, a seguir, repita o exercício com a perna esquerda.

Balanço dos Joelhos

METAS:
- ✓ Mobilizar a coluna através da rotação
- ✓ Desafiar os músculos abdominais oblíquos
- ✓ Alongar os músculos ao longo de cada lado das costas e das pernas

1 Deite-se de costas, com os joelhos flexionados e os pés apoiados no colchonete.

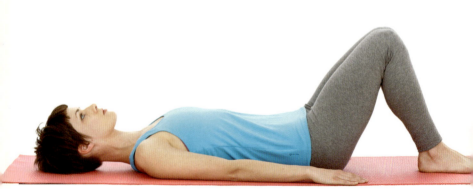

INFORMAÇÕES

NÚMERO DE REPETIÇÕES
3 a 5 de cada lado.

VISUALIZAÇÃO
Os abdominais içam as pernas, levando-as de volta ao centro.

2 **Escave os abdominais para dentro e para cima, mantendo os pés apoiados no colchonete, e abaixe os joelhos.** A pelve deve se erguer quando as pernas se abaixarem, mas as costelas e os ombros devem permanecer impressos no colchonete para alongar a cintura, a parte inferior das costas e a parte externa do quadril. Escave a pelve, usando os abdominais para levar as pernas de volta ao centro; depois repita para o outro lado.

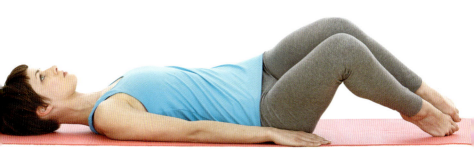

Deslizamento das Pernas

METAS:
- ✓ Treinar a estabilidade da pelve e da parte inferior das costas, enquanto a perna se movimenta
- ✓ Ensinar a mover as pernas a partir do centro de força e não a partir dos músculos das coxas

1 Deite-se de costas, com os joelhos flexionados e as plantas dos pés apoiadas no colchonete.

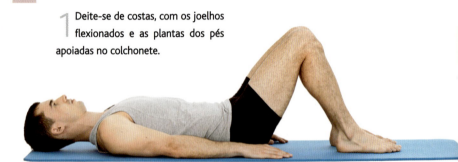

INFORMAÇÕES

NÚMERO DE REPETIÇÕES
3 a 5 com cada perna.

VISUALIZAÇÃO
O calcanhar desliza sem esforço sobre vidro.

2 **Escave os abdominais e pressione o calcanhar direito contra o colchonete;** depois deslize a perna direita pelo colchonete para se alongar a partir do quadril.

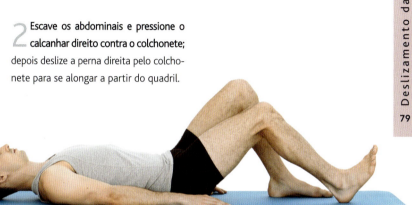

3 **O joelho deve permanecer alinhado com o quadril e o ombro.** Contraindo os abdominais mais profundamente, faça o calcanhar deslizar de volta à posição inicial, com o pé estendido. Repita com a outra perna.

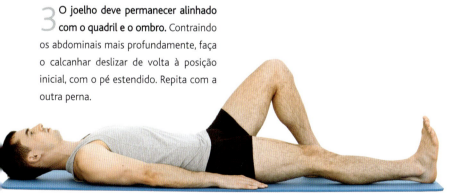

Voo

METAS:
- ✓ Aumentar a percepção de onde as escápulas deveriam se localizar na parte superior das costas
- ✓ Trabalhar os músculos da parte superior das costas
- ✓ Estimular os grandes músculos que elevam os ombros na direção das orelhas a relaxar e a se alongar
- ✓ Abrir a frente do tórax

1 Deite-se de bruços, com a testa sobre o colchonete, os braços dos lados do corpo e as palmas das mãos viradas para o teto.

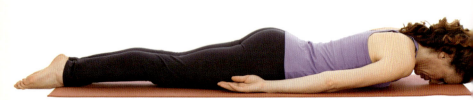

INFORMAÇÕES

NÚMERO DE REPETIÇÕES
3 a 5.

VISUALIZAÇÃO
Ao levar as escápulas na direção do teto, quebre uma noz entre elas.

2 **Escave, leve os ombros até as orelhas, erga as escápulas na direção do teto e faça-as deslizarem ao longo das costas.** A cabeça e o esterno devem se distender levemente, afastando-se do colchonete. Estique bem os dedos, direcionando-os para a extremidade do colchonete. Vire as palmas das mãos para baixo, sobre o colchonete e, depois, novamente para cima; abaixe o peito, os ombros e a cabeça delicadamente de volta sobre o colchonete.

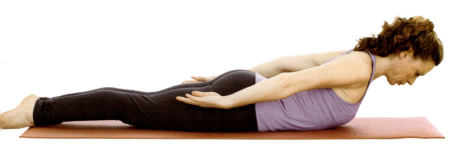

Braços na Posição de Traves de Gol

METAS:
- ✓ Aumentar a percepção de onde as escápulas devem ficar na parte superior das costas
- ✓ Trabalhar os músculos da parte superior das costas
- ✓ Estimular os grandes músculos que elevam os ombros na direção das orelhas a relaxar e a se distender
- ✓ Abrir a frente do tórax
- ✓ Ensinar a estabilizar as escápulas sobre as costas e as costelas

1 **Deite-se de bruços, com os braços para fora,** no nível dos ombros, os cotovelos formando um ângulo de 90° e as palmas das mãos apoiadas sobre o colchonete. As pernas devem ficar separadas e em linha com os quadris.

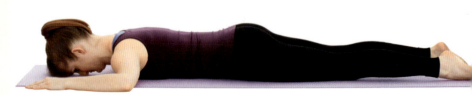

INFORMAÇÕES

NÚMERO DE REPETIÇÕES
3 a 5.

PRECAUÇÕES Para lesões no manguito rotador e outros problemas nos ombros, evite o exercício.

VISUALIZAÇÃO
As escápulas deslizam para dentro dos bolsos de trás.

2. **Pressione os cotovelos de encontro ao colchonete para erguer os antebraços e as mãos na direção do teto.** A cabeça também deve flutuar para cima. Inicie o movimento fazendo as escápulas deslizarem pelas costas. Alongue-se para baixo, voltando ao colchonete.

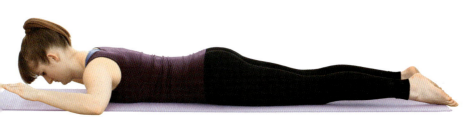

Programa para Principiantes

"... começando pela lição inicial, cada um dos exercícios deve ser dominado a fundo antes que se passe, progressivamente, para o exercício seguinte."
JOSEPH PILATES

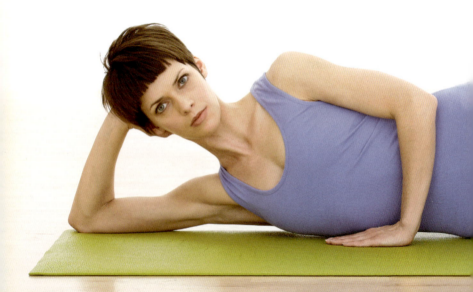

O Programa para Principiantes familiariza o corpo com o movimento, empregando os princípios do Pilates. O foco principal do conjunto de exercícios para principiantes é ensinar a usar o centro de força para estabilizar a parte inferior das costas e a pelve durante o movimento, de acordo com os princípios do Pilates, de controle e centralização. O Programa para Principiantes oferece várias Modificações aos exercícios, tornando o Pilates acessível, independentemente do seu ponto inicial.

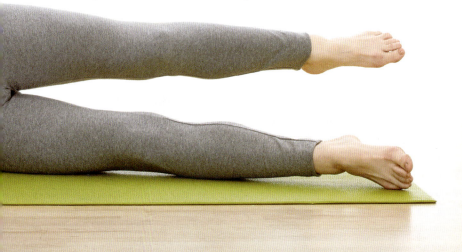

Os Cem

METAS:
- ✓ Ensinar a ativar o centro de força e como mantê-lo ativo durante todo o exercício
- ✓ Ajudá-lo a respirar enquanto o centro de força está acionado
- ✓ Aquecer o centro de força

1 **Deite-se de costas, com os joelhos flexionados, pés estendidos, e escave o centro de força para dentro e para cima.** Os abdominais devem ser acionados, de modo que as costas fiquem suavemente impressas no colchonete, do cóccix ao topo da cabeça.

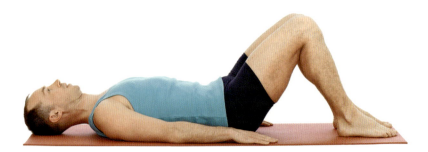

2. **Erga um joelho de cada vez, de modo que os joelhos fiquem sobre os quadris e as pernas sejam flexionadas, formando um ângulo de 90°, na posição tampo de mesa.** As pernas devem estar pressionadas uma contra a outra.

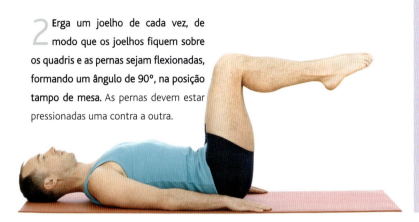

3. **Erga o queixo na direção do peito e, simultaneamente, levante as mãos até a altura dos quadris,** esticando os braços até as pontas dos dedos. Inspire, contando até 5, enquanto bombeia com os braços, abaixando-os e levantando-os de 15 a 20 cm. Depois expire, contando até 5, e continue a bombear com os braços o tempo todo, 15 a 20 cm. Os braços devem bombear no ritmo da respiração: 5 vezes durante a inspiração e 5 vezes durante a expiração.

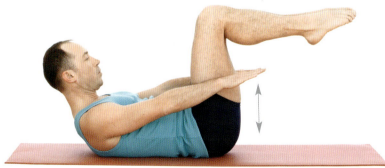

MODIFICAÇÕES

Se o exercício forçar o pescoço, use um bloco sob a cabeça; limite o bombeamento dos braços ou o evite.

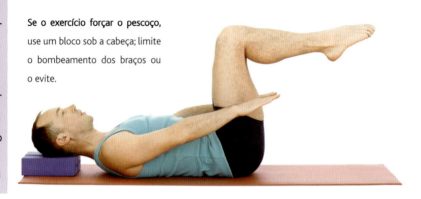

Se você não conseguir manter a coluna impressa no colchonete quando as pernas estiverem na posição tampo de mesa, coloque os pés no chão.

> **TRANSIÇÃO** Leve os joelhos e o queixo na direção do peito e role para cima num único movimento, até a posição sentada, preparando-se para o exercício Rolar para Baixo.

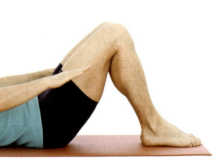

ERROS COMUNS

- Perda da posição da cabeça, de modo que ela caia para trás e o pescoço fique tenso
- Os abdominais saltam, ficando salientes, e a coluna não fica impressa no colchonete
- As escápulas deslizam na direção das orelhas e perdem a conexão com as costelas nas costas

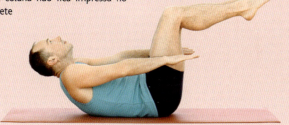

INFORMAÇÃO

NÚMERO DE REPETIÇÕES
Inicie com 20 a 30 bombeamentos, 2 a 3 respirações; progrida até 100 bombeamentos e 10 respirações.

PRECAUÇÕES
Se você sentir pressão no pescoço, abaixe a cabeça e use um bloco, como nas Modificações (ver à esquerda). Para problemas nas costas e abdominais fracos, assegure-se de não haver pressão na coluna – se houver, apoie os pés no colchonete. Para problemas nas costas ou no pescoço, siga as Modificações e progrida gradualmente até conseguir pôr as pernas na posição tampo de mesa e a cabeça para cima.

VISUALIZAÇÃO
Encha os pulmões, expandindo-os para os lados.

PONTOS DE PRECISÃO
- Os pulsos são mantidos firmes; os dedos se esticam.
- O queixo permanece voltado para o peito, com a parte de trás do pescoço alongada.
- As costelas devem convergir para dentro.
- As escápulas deslizam pelas costas.
- A coluna permanece impressa no colchonete.
- As pernas permanecem pressionadas uma contra a outra na linha central.

Rolar para Baixo

METAS:
- ✓ Ensinar a articular a coluna
- ✓ Ajudá-lo a aprender a encontrar a curva C e, portanto, a ser capaz de abrir a coluna, permitindo-lhe acionar os músculos abdominais profundos.

1. Sente-se, com os joelhos flexionados, pés esticados no chão e pernas separadas, em linha com os quadris. Segure a parte de trás das coxas com as mãos; os cotovelos devem ficar levantados e os ombros para baixo. O centro de força deve ser tracionado para dentro e para cima.

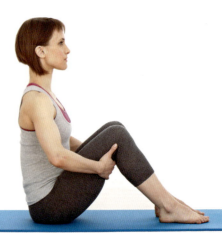

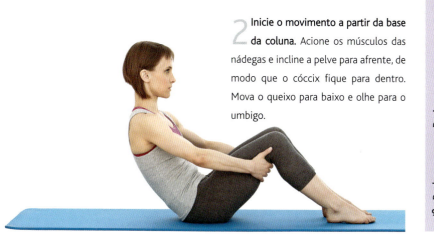

2 **Inicie o movimento a partir da base da coluna.** Acione os músculos das nádegas e incline a pelve para afrente, de modo que o cóccix fique para dentro. Mova o queixo para baixo e olhe para o umbigo.

3 Ao rolar para trás, imprima uma vértebra de cada vez no colchonete, usando os músculos abdominais para ajudá-lo a colocar cada osso no lugar, à medida que articula a coluna, ao longo da curva C. Quando os cotovelos estiverem retos, tracione o centro de força mais para dentro e comece a rolar de volta para cima, até a posição inicial.

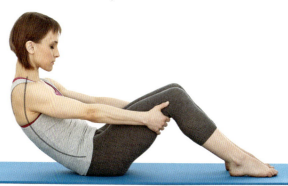

TRANSIÇÃO Role para trás até o colchonete, preparando-se para o exercício Círculos com Uma Perna.

MODIFICAÇÕES

Se não conseguir manter os pés estendidos sobre o colchonete, mantenha-os flexionados. Prepare-se para o exercício contraindo apenas o cóccix, sem começar a rolar para trás.

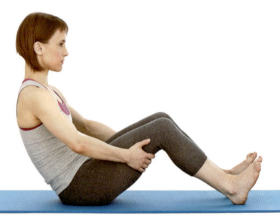

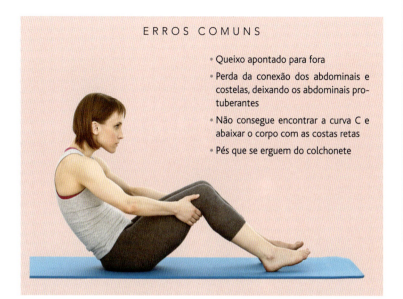

ERROS COMUNS

- Queixo apontado para fora
- Perda da conexão dos abdominais e costelas, deixando os abdominais protuberantes
- Não consegue encontrar a curva C e abaixar o corpo com as costas retas
- Pés que se erguem do colchonete

INFORMAÇÃO

NÚMERO DE REPETIÇÕES 4.

PRECAUÇÕES Se tiver dor na parte inferior das costas, prossiga com cautela ou evite o exercício. Se o cóccix estiver dolorido, talvez seja melhor evitar o exercício.

VISUALIZAÇÃO
Posicione a coluna sobre o colchonete como se fosse um cortador de pizza.

PONTOS DE PRECISÃO
- Os abdominais são mantidos erguidos, e o umbigo tracionado na direção da coluna, para ajudar em sua articulação.
- O centro de força (e não os braços) é usado para trazê-lo de volta à posição sentada.
- A descida é controlada; não tombe subitamente para trás!
- Mantenha os ombros para baixo e os cotovelos para fora.

Círculos com Uma Perna

METAS:
- ✓ Ensinar a estabilizar os quadris e a pelve, enquanto a perna é movida separadamente do corpo
- ✓ Desenvolver a flexibilidades dos tendões
- ✓ Fortalecer os músculos dos quadris

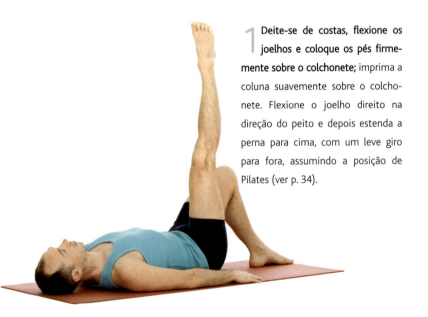

1 Deite-se de costas, flexione os joelhos e coloque os pés firmemente sobre o colchonete; imprima a coluna suavemente sobre o colchonete. Flexione o joelho direito na direção do peito e depois estenda a perna para cima, com um leve giro para fora, assumindo a posição de Pilates (ver p. 34).

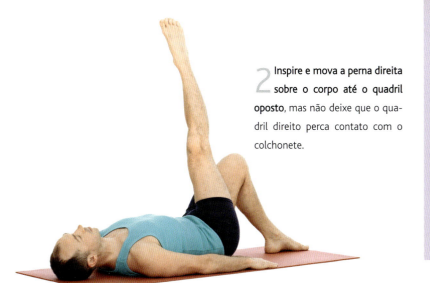

2 **Inspire e mova a perna direita sobre o corpo até o quadril oposto**, mas não deixe que o quadril direito perca contato com o colchonete.

Círculos com Uma Perna

3 **Para formar o círculo, mova a perna para baixo,** a uma pequena distância, ao longo da linha central, e depois para o lado, em linha com o ombro direito.

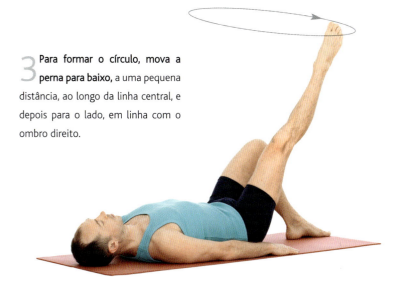

4 **Expire a termine o círculo, levando a perna de volta à posição inicial.** Após completar 5 repetições, inverta os círculos. A seguir, mova o joelho direito na direção do peito e desça o pé até o chão. Troque de perna e repita o exercício com a perna esquerda.

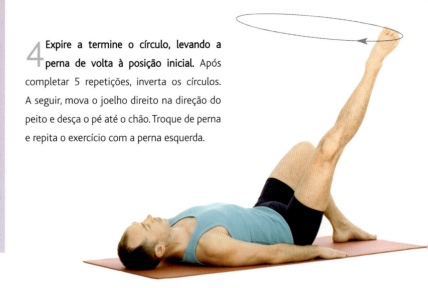

> **TRANSIÇÃO** Leve os joelhos na direção do peito, segurando-os pela parte de trás das coxas e aproxime o queixo do peito. Role para cima num único movimento, levando o corpo para a frente, sobre o colchonete, para o exercício Rolar como Uma Bola.

MODIFICAÇÕES

Se o pescoço e/ou ombros estiverem tensos, apoie a cabeça sobre um bloco.

Se os tendões estiverem tensos, flexione suavemente a perna elevada, para que a coluna e o cóccix fiquem impressos no colchonete, enquanto movimenta a perna.

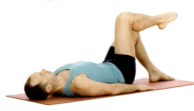

ERROS COMUNS

- Retesamento da cabeça, do pescoço e dos ombros, o que pode forçar o pescoço
- A barriga salta para fora e a coluna perde contato com o colchonete; as costas se arqueiam e a pelve se inclina para a frente, para trás e de um lado para o outro
- O cóccix rola para cima e perde contato com o colchonete

INFORMAÇÃO

NÚMERO DE REPETIÇÕES
5 em cada direção e com cada perna.

PRECAUÇÕES Para problemas no pescoço, use um bloco sob a cabeça. Para problemas de coluna, mantenha a coluna apoiada no colchonete, flexionando o joelho ou utilizando uma faixa elástica, se necessário. Se o quadril estalar, mantenha o joelho flexionado ou evite o exercício.

VISUALIZAÇÃO Desenhe círculos pequenos e perfeitos no teto. Visualize uma linha traçada através do centro do corpo, do topo da cabeça aos calcanhares e concentre o trabalho nesse centro.

PONTOS DE PRECISÃO
- A parte de trás do pescoço é mantida em estado de alongamento.
- A "caixa" é mantida quadrada e o trabalho deve ser feito dentro da moldura.
- Os quadris são mantidos firmemente em contato com o colchonete, de modo que a pelve não se desloque.
- A coluna permanece impressa no colchonete.

Rolar como Uma Bola

METAS:
- ✓ Massagear a coluna
- ✓ Ensinar o controle
- ✓ Treinar os abdominais
- ✓ Ensinar a trabalhar no sentido da linha central

1 Sente-se na extremidade do colchonete, com os joelhos flexionados. Levante um pé de cada vez, de modo a se equilibrar sobre os ísquios (túberes isquiáticos); segure a parte posterior das coxas com as mãos; os cotovelos devem ser mantidos erguidos e abertos. Deslize os ombros ao longo das costas e leve o queixo na direção do peito. Agora você está em sua posição inicial, sentindo-se equilibrado sobre os ísquios, com os músculos da barriga ajudando-o a se manter nessa posição, sem cair para trás. Você terá a sensação de que a coluna assumiu o formato de um C, mas é erguida pelos abdominais.

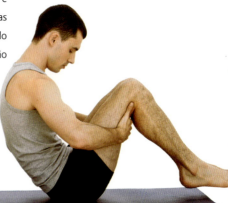

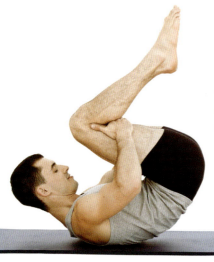

2 **Inspire, contraia os abdominais e controle a descida**, à medida que rola para trás, com o cóccix contraído. Mantenha o formato exigido pelo exercício!

Rolar como Uma Bola

99

3 **Expire e use os abdominais – e não os braços – para rolar novamente para cima.** Encontre o equilíbrio sobre os ísquios no final do rolamento, usando o centro de força para impedir qualquer oscilação!

TRANSIÇÃO Coloque os pés no chão, leve as nádegas para trás e role para baixo, na direção do colchonete, preparando-se para o exercício Alongamento de Uma Perna Só.

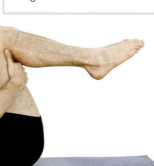

MODIFICAÇÕES

Se você não conseguir voltar para cima sem grande esforço e tensão, simplesmente se equilibre onde está ou balance o corpo para a frente e para trás, na posição de equilíbrio, usando os abdominais.

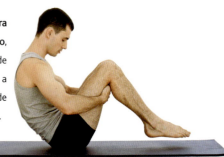

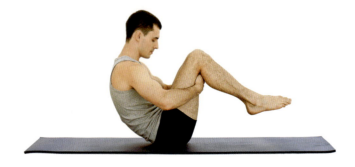

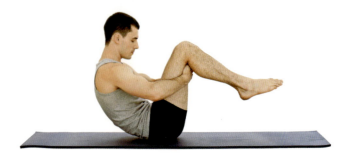

ERROS COMUNS

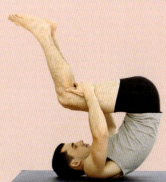

- Rolar sobre o pescoço
- Erguer os ombros na direção das orelhas
- Usar o movimento dos braços e ombros para ajudá-lo a subir
- Impulsionar os pés para a frente
- Afastar o queixo do peito e jogar a cabeça para os lados

INFORMAÇÃO

NÚMERO DE REPETIÇÕES 6–8.

PRECAUÇÕES Em caso de osteoporose, evite quaisquer exercícios que exijam rolar se tiver problemas de densidade óssea mais sérios do que osteopenia (um estado no qual a massa óssea é mais baixa do que a normal, normalmente visto como precursor da osteoporose). Se apresentar uma escoliose significativa, evite o exercício. Para problemas nas costas, prossiga com cautela; se tiver problemas de disco, evite o exercício. Em caso de problemas nos joelhos, fique atento para a sensação causada pelo exercício nos joelhos.

VISUALIZAÇÃO Balance-se numa cadeira de balanço! Balance-se para trás, até o ponto em que a cadeira tombaria, e depois se balance de volta para cima.

PONTOS DE PRECISÃO
- É importante manter o formato exigido pelo exercício.
- Os abdominais, e não os braços, são usados para fazê-lo rolar para cima. A ação de rolar deve ir somente até a ponta das escápulas.
- A parte inferior da coluna é mantida erguida, formando uma curva C, durante todo o exercício.

Série de Cinco Abdominais: Alongamento de Uma Perna Só

METAS:
- ✓ Trabalhar os abdominais
- ✓ Ensinar o alinhamento e como trabalhar fortemente ao longo da linha central
- ✓ Estabilizar o tronco sobre o colchonete a partir do centro de força e manter o tronco imóvel enquanto os membros se movem.

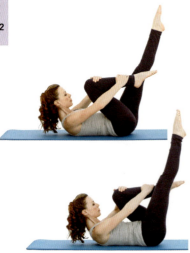

TRANSIÇÃO Abaixe a cabeça para descansar o pescoço. Leve os joelhos na direção do peito e segure os tornozelos, preparando-se para o Alongamento Duplo das Pernas.

1 **Deite-se no centro do colchonete, com os joelhos puxados para o peito e o queixo também voltado para o peito;** os olhos devem se fixar no umbigo. Ancore o meio do corpo no colchonete, escavando os abdominais. Puxe o joelho direito para o peito, com a mão direita sobre o tornozelo e a mão esquerda sobre o joelho direito. Alongue a perna esquerda na direção do teto. Os cotovelos devem estar elevados e estendidos, e os ombros, descontraídos e abaixados.

2 **Inspire e passe para a outra perna; abrace o joelho esquerdo, puxando-o para o peito,** em linha com o ombro esquerdo; estenda a perna direita totalmente e com força na direção do teto, alinhando-a com a parte central do corpo; os pés devem estar na posição de Pilates. Expire e troque de perna, mantendo-se vigorosamente centralizado, com a coluna impressa no colchonete, do cóccix à base das escápulas.

MODIFICAÇÕES

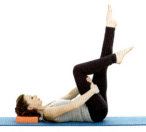

Se você tiver problemas nos joelhos, segure a perna pela parte posterior das coxas e não pelos joelhos. Use um bloco se o seu pescoço for frágil.

Para problemas nas costas ou abdominais fracos, flexione os joelhos, com os pés apoiados no chão; queixo na direção do peito; erga um joelho, abrace-o, puxando-o para o peito; a seguir, abaixe-o lentamente e troque de perna, alternando-as.

ERROS COMUNS

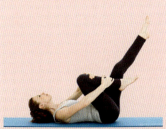

- Perda da impressão da coluna, fazendo com que o tronco balance de um lado para o outro
- Perda da linha central, com as pernas se desviando lateralmente, para longe da linha central
- Projeção dos abdominais para a frente na troca de pernas
- Subida dos ombros na direção das orelhas

INFORMAÇÃO

NÚMERO DE REPETIÇÕES 3 com cada perna para iniciar; depois aumente para 6; o número máximo de repetições é 10.

PRECAUÇÕES Para questões relacionadas com os joelhos, pescoço e costas, consulte as Modificações.

VISUALIZAÇÕES Os ombros e os quadris formam os ângulos de uma caixa; uma linha percorre o centro; todo o movimento se realiza, gradativamente, ao longo da linha e a caixa permanece firme.

PONTOS DE PRECISÃO
- Os abdominais permanecem erguidos o tempo todo.
- Mantenha a caixa quadrada.
- As pernas se alongam, acompanhando a linha central.
- Mantenha as costelas contraídas, com a superfície superior do sombros fora do colchonete e os olhos fixos no umbigo.

Série de Cinco Abdominais: Alongamento Duplo das Pernas

METAS:
- ✓ Treinar a estabilização da coluna pelo centro de força
- ✓ Ensinar a mover os membros, afastando-os do corpo, por meio de uma base forte
- ✓ Ensinar a respirar durante o movimento

1 Deite-se de costas no centro do colchonete e coloque as mãos o mais perto dos tornozelos que o comprimento dos braços permitir. Erga o queixo na direção do peito, usando o centro de força; os olhos devem estar direcionados para o umbigo e os joelhos, levemente separados. Os calcanhares devem estar próximos das nádegas, os cotovelos erguidos e as extremidades das escápulas, apoiadas no colchonete. Contraia o centro de força, assegurando-se de que você está firmemente impresso no colchonete, do cóccix às extremidades das escápulas.

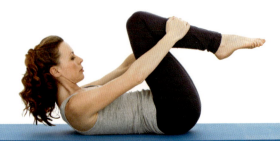

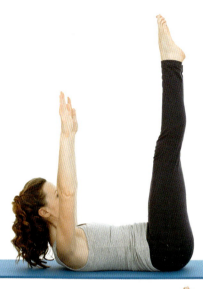

2 **Inspire e levante os braços na altura das orelhas e as pernas na direção do teto, formando um ângulo de 90°**, com os pés na posição de Pilates. A cabeça deve ficar erguida e sem se mover; os abdominais permanecem escavados, com as costelas frontais deslizando na direção do umbigo.

3 **Expire e comece a formar um círculo com os braços**, girando-os para os lados do corpo.

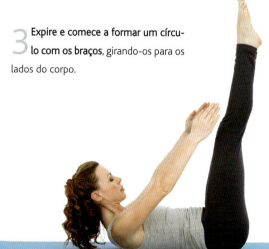

4 **Puxe os joelhos na direção do corpo, a partir dos abdominais,** enquanto abraça as pernas e volta à posição inicial.

TRANSIÇÃO Puxe os joelhos com mais força na direção do peito e role até a posição sentada para o exercício Alongamento da Coluna para a Frente.

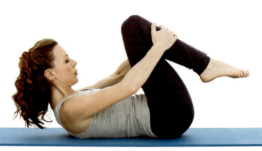

MODIFICAÇÕES

Se a parte inferior da coluna ou os abdominais forem fracos, ou se você tiver dificuldade para manter o contato da coluna com o colchonete, enquanto estende os membros, coloque as pernas na posição tampo de mesa, com os quadris e joelhos a 90° e estenda os braços na direção do teto.

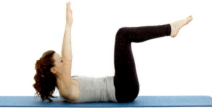

Para problemas no pescoço, mantenha a cabeça sobre um bloco e leve as pernas apenas até a posição tampo de mesa, com os braços erguidos na direção do teto.

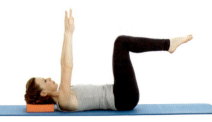

ERROS COMUNS

- Queixo apontado para o teto
- Arqueamento da parte inferior da coluna, que perde o contato com o colchonete
- Perda da impressão do cóccix sobre o colchonete
- Ombros erguidos na direção das orelhas

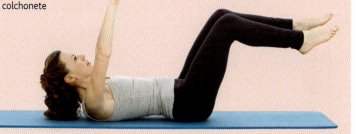

INFORMAÇÃO

NÚMERO DE REPETIÇÕES 6.

PRECAUÇÕES Se tiver dor nos joelhos, leve as mãos atrás das coxas. Para dor nos ombros, diminua o movimento dos braços, erguendo-os na direção do teto; evite fazer círculos com os braços, simplesmente levando as mãos aos tornozelos.

VISUALIZAÇÕES Encha os pulmões de ar quando fizer o alongamento; expulse o ar completamente quando abraçar as pernas.

PONTOS DE PRECISÃO
- O cóccix deve permanecer no colchonete quando você abraçar os joelhos.
- As pernas trabalham na linha central do corpo, à medida que você as alonga.
- As costelas permanecem impressas no colchonete o tempo todo e os ombros, acionados.
- A coluna deve se alongar sobre o colchonete, do cóccix às extremidades das escápulas.

Alongamento da Coluna para a Frente

METAS:
- ✓ Proporcionar um alongamento dos tendões e mover as vértebras da coluna individualmente
- ✓ Atuar contra a gravidade, e começar a treinar o centro de força para trabalhar na posição vertical

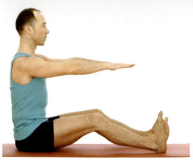

1. Sente-se ereto sobre o colchonete, com as pernas separadas – um pouco mais afastadas do que a largura dos ombros – e joelhos levemente flexionados. Distenda a coluna, erga os braços até a altura dos ombros e estenda-os para a frente. Quando tiver uma sensação de estar sendo "erguido" e estiver sentado ereto, por meio do centro de força e da coluna alongada, você terá conseguido uma posição adequada.

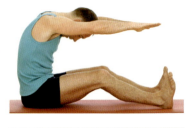

2. Expire e leve o queixo na direção do peito; coloque a cabeça entre os braços, enquanto se curva para a frente, arredondando a parte superior das costas. Continue a se curvar, à medida que o umbigo afunda em direção à coluna. Crie um profundo alongamento, enquanto as mãos se movem para a frente e o centro de força é puxado para a parte inferior da coluna, para alongá-la ainda mais; continue a flexionar os pés. Expulse todo o ar dos pulmões; depois inspire e use os abdominais para rolar para trás até permanecer sentado ereto, com os ombros diretamente sobre os quadris.

TRANSIÇÃO Permaneça na posição sentada, com a coluna reta e os joelhos suavemente flexionados; leve os braços para os lados do corpo, dentro da sua linha de visão, para o exercício Serrote.

MODIFICAÇÕES

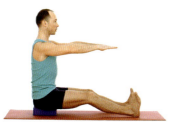

Para tendões contraídos e rigidez na parte inferior da coluna, mantenha a curvatura suave dos joelhos e sente-se sobre um bloco – use um tamanho que lhe permita se sentar com os ombros sobre os quadris, sem tensão.

Para problemas nos ombros, deslize as mãos ao longo do colchonete na parte interna das pernas.

ERROS COMUNS

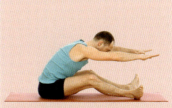

- Perda da energia nas pernas, de modo que os pés não são flexionados e os joelhos rolam para dentro
- Avançar com o queixo, de modo que os ombros se erguem na direção das orelhas e os braços giram para dentro
- Flexão do corpo na altura dos quadris em vez de usar o centro de força para erguer a coluna

INFORMAÇÃO

NÚMEROS DE REPETIÇÕES 5.

PRECAUÇÕES Se a parte inferior das costas estiver rígida, faça um movimento menor e desenvolva a força, visando a um maior alongamento. Para problemas na parte inferior das costas e ombros, siga as Modificações.

VISUALIZAÇÕES Role, afastando-se de uma parede imaginária, que está atrás de você, no momento de se curvar para a frente; no estágio da volta para a posição sentada, apoie uma vértebra de cada vez contra a parede imaginária.

PONTOS DE PRECISÃO
- Mantenha as pernas ativas, de modo que os dedos dos pés e os joelhos apontem para o teto.
- Um "arredondamento" da coluna deve ser criado; a coluna não deve ficar plana.
- A coluna permanece articulada quando você for rolar de volta para cima; não volte num único movimento, com as costas retas.
- Os glúteos devem ser mantidos acionados para que você permaneça ereto durante todo o movimento.

Serrote

METAS:
- ✓ Trabalhar a amplitude de movimento da coluna em rotação, sustentada por um centro forte
- ✓ Treinar a resistência do centro de força numa posição contrária à gravidade

1 **Sente-se no colchonete, com os pés um pouco mais afastados do que a largura do mesmo e os joelhos suavemente flexionados.** Usando o centro de força e os músculos da região glútea, erga-se a partir dos quadris e alongue a coluna, a partir do topo da cabeça. Abra os braços lateralmente, mas ainda dentro de sua linha de visão. É importante que você tenha a sensação de estar ereto, na posição sentada, e com ambos os lados da cintura alongados, mas os ombros devem estar para baixo.

2 **Inspire e eleve a coluna a partir do centro de força,** enquanto gira, na altura da cintura, para a direita. As nádegas devem trabalhar no sentido de ancorar os quadris no colchonete.

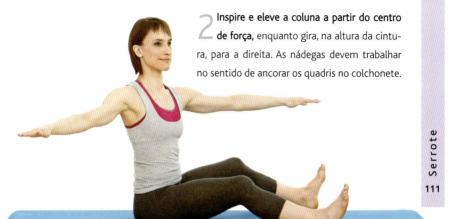

3 **Expire a mantenha a curva C, à medida que move o dedo mínimo da mão esquerda,** até este ultrapassar o dedo mínimo do pé direito; a mão direita deve permanecer erguida e se movimentar para trás; a orelha deve se mover na direção do joelho. Continue a expirar ao contar 1, 2; a seguir, aprofunde ainda mais ao contar 3. Inspire e contraia o abdome, elevando a coluna; depois, gire para a esquerda, repetindo a ação.

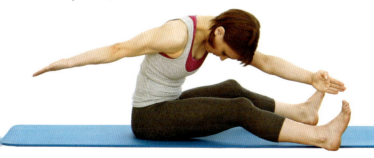

TRANSIÇÃO Junte os braços e as pernas, flexione os joelhos, role para trás e para o lado direito; a seguir virá a Série de Pontapés Laterais.

MODIFICAÇÕES

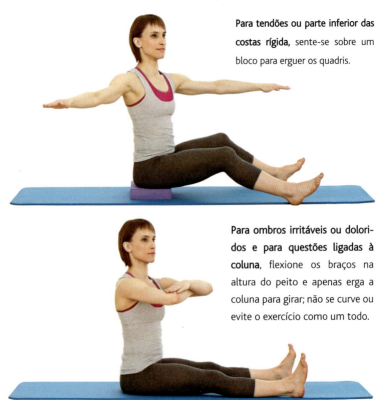

Para tendões ou parte inferior das costas rígida, sente-se sobre um bloco para erguer os quadris.

Para ombros irritáveis ou doloridos e para questões ligadas à coluna, flexione os braços na altura do peito e apenas erga a coluna para girar; não se curve ou evite o exercício como um todo.

ERROS COMUNS

- Os joelhos rolam para dentro, se o alinhamento for perdido na altura dos quadris
- Oscilação dos braços – mantenha-os na linha dos ombros
- Não manter as nádegas ancoradas no colchonete quando você se alongar
- Tombar pesadamente a partir dos quadris, em vez de se elevar, formando a curva C

INFORMAÇÃO

NÚMERO DE REPETIÇÕES 3.

PRECAUÇÕES Se você tiver restrições em seus ombros, siga as Modificações ou evite o exercício. Para dificuldades relacionadas com as costas, em particular problemas de disco, fique atento para a reação das costas diante da combinação de girar e curvar; use as Modificações ou evite este exercício até que a questão seja resolvida o suficiente para que possa prosseguir.

VISUALIZAÇÃO Os quadris e as pernas estão assentados em cimento molhado; os movimentos de se elevar e girar provêm de cima.

PONTOS DE PRECISÃO
- Os quadris permanecem estáticos sobre o colchonete; não deixe que as nádegas se ergam quando for se alongar.
- Os calcanhares permanecem nivelados, com os joelhos apontando para o teto.
- A coluna é articulada para se sentar, saindo da curva C – não suba com as costas retas.
- O erguimento é usado para descomprimir a coluna quando você gira.
- Os olhos seguem a mão quando esta se move para trás.
- Mantenha os ombros abaixados.

Série de Pontapés Laterais: Para a Frente e Para Trás

> **METAS:**
> - ✓ Tonificar, alongar e fortalecer as pernas, os quadris e os abdominais
> - ✓ Criar flexibilidade nos tendões
> - ✓ Treinar a estabilidade do centro e o equilíbrio numa posição diferente

1. **Deite-se de lado, em linha com a margem posterior do colchonete.** Sustente-se sobre o cotovelo, apoiando a cabeça com a mão, mantendo a parte de trás do pescoço alongada. A mão de cima é a mão estabilizadora: coloque-a aberta sobre o colchonete, com os dedos voltados para o rosto; o cotovelo vai ser flexionado, no mesmo nível do quadril. O corpo criou agora uma linha longa e forte por toda a extensão posterior do colchonete; assegure-se de que o centro de força está ativo, elevando a cintura, de modo que você tenha a sensação de que os abdominais estão desafiando a gravidade, para impedir que o estômago tombe sobre o colchonete.

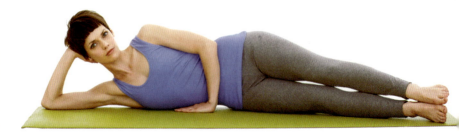

2. **Leve as pernas para a frente, de modo que os pés fiquem no canto anterior do colchonete, ou num ângulo de 45°**; a curva dos quadris e a mão de cima devem ser apoiadas no colchonete; você tem que se sentir estável e seguro o suficiente para mover a perna de cima livremente.

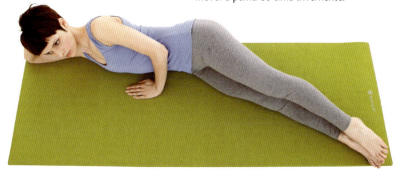

3. **Inspire e erga a perna de cima até a altura do quadril;** dê um pontapé para a frente, mantendo os quadris e ombros alinhados e a perna de cima paralela ao chão.

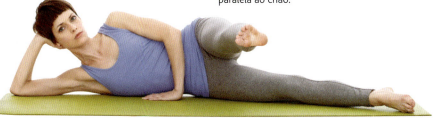

4 Leve a perna de cima para trás, fazendo-a ultrapassar a linha do quadril; mantenha o joelho reto e os músculos da região **glútea ativos.** Respire naturalmente; depois, dê um pontapé para a frente e outro para trás novamente, com a perna alongada.

> **TRANSIÇÃO** Leve o calcanhar de cima até o calcanhar de baixo, com um leve giro do joelho de sua perna de cima na direção do teto, preparando-se para o exercício Para Cima e Para Baixo.

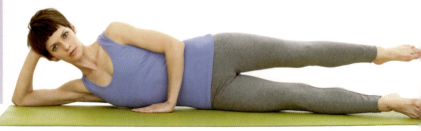

MODIFICAÇÕES

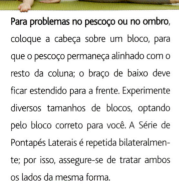

Para problemas no pescoço ou no ombro, coloque a cabeça sobre um bloco, para que o pescoço permaneça alinhado com o resto da coluna; o braço de baixo deve ficar estendido para a frente. Experimente diversos tamanhos de blocos, optando pelo bloco correto para você. A Série de Pontapés Laterais é repetida bilateralmente; por isso, assegure-se de tratar ambos os lados da mesma forma.

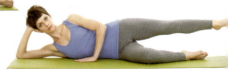

Para abdominais fracos e equilíbrio precário, flexione a perna de baixo até ganhar força e trabalhar no sentido de conseguir esticá-la. Para problemas nos quadris, incluindo substituição do quadril, faça um movimento menor.

ERROS COMUNS

- Perda do formato de caixa, fazendo com que os ombros e os quadris oscilem para trás e para a frente
- Uso da força, de maneira que a perna de cima faça movimentos descontrolados
- Virar a cabeça para olhar para os pés, causando uma curvatura na coluna

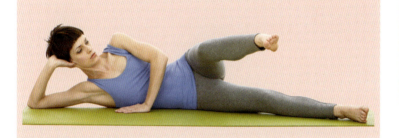

INFORMAÇÃO

NÚMERO DE REPETIÇÕES 5.

PRECAUÇÕES Para problemas nos quadris, incluindo substituição de quadril e quadris que "rangem", diminua o movimento e trabalhe com os músculos da região glútea acionados. Para problemas no pescoço e ombros, siga as Modificações.

VISUALIZAÇÃO Equilibre xícaras e pires sobre o ombro e o quadril – não deixe que eles chocalhem ou o líquido das xícaras será derramado.

PONTOS DE PRECISÃO
- Os olhos são direcionados para a frente; a coluna permanece alongada, do topo da cabeça ao cóccix.
- Os quadris e ombros permanecem alinhados, uns sobre os outros.
- A perna de cima é mantida paralela ao chão, alongada e firme.

Série de Pontapés Laterais: Para Cima e Para Baixo

METAS:
- ✓ Tonificar, alongar e fortalecer as pernas, os quadris e os abdominais
- ✓ Acrescentar flexibilidade à parte interna da coxa
- ✓ Começar a desafiar a estabilidade e o equilíbrio

1. Deite-se de lado, com a cabeça apoiada numa das mãos e a outra mão sobre o colchonete na frente do corpo. Alinhe-se com a parte posterior do colchonete; as pernas devem formar um ângulo de 45°. O calcanhar de cima deve estar em contato com o calcanhar de baixo e a perna de cima, ligeiramente virada para fora.

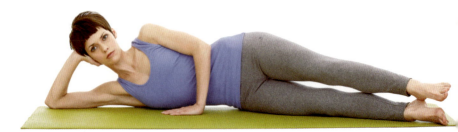

2 **Inspire e estique a perna de cima na direção do teto**, sem que os quadris e a pelve mudem o alinhamento.

Série de Pontapés Laterais

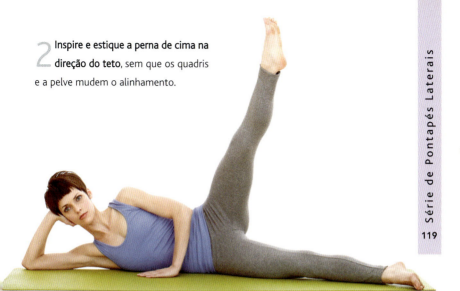

3 **Para abaixar a perna,** expire e resista ao seu próprio movimento, esticando a perna e mantendo o alongamento.

TRANSIÇÃO Volte à posição inicial para o exercício Erguimentos e Círculos com a Parte Interna da Coxa.

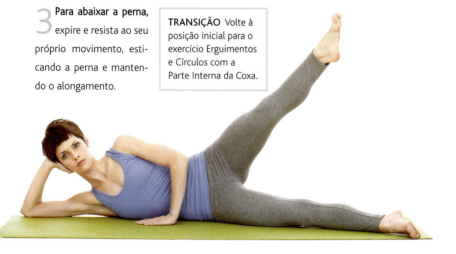

MODIFICAÇÕES

Para problemas no pescoço e nos ombros, coloque um bloco sob a cabeça, assegurando-se de que ele tenha a altura correta, para que o pescoço não sofra nenhuma pressão.

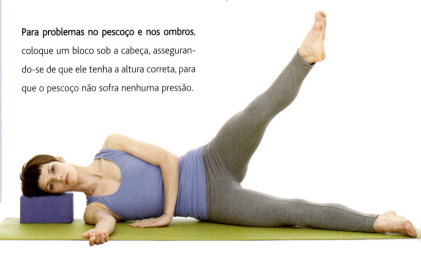

Para abdominais fracos e equilíbrio precário, flexione a perna de baixo até desenvolver a força e conseguir trabalhar no sentido de conseguir esticá-la. Para problemas nos quadris, incluindo substituição de quadril, limite o movimento das pernas.

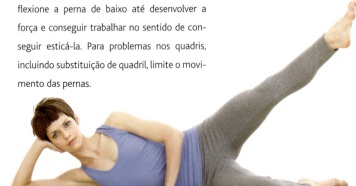

ERROS COMUNS

- O quadril de cima rola para trás quando a perna é levantada
- O joelho vira para dentro
- Perda da elevação da cintura
- O ombro de cima sobe na direção da orelha

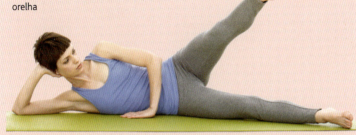

INFORMAÇÃO

NÚMERO DE REPETIÇÕES 5.

PRECAUÇÕES Para problemas nos quadris, incluindo substituição de quadril e quadris que "rangem", diminua o movimento e trabalhe com os músculos das nádegas acionados. Para problemas no pescoço e nos ombros, siga as Modificações.

VISUALIZAÇÃO Pinte um arco no ar, à medida que movimenta a perna para cima e para baixo.

PONTOS DE PRECISÃO
- Mantenha o quadril de cima diretamente sobre o quadril de baixo.
- O pescoço deve permanecer alongado.
- A única coisa que se move é a perna que dá o pontapé!
- Os abdominais permanecem escavados para dentro e para cima – não os deixe cair para a frente, sobre o colchonete.

Série de Pontapés Laterais

Série de Pontapés Laterais: Erguimentos e Círculos com a Parte Interna da Coxa

> **METAS:**
> ✓ Proporcionar a oportunidade de treinar o equilíbrio muscular por trabalhar a parte interna da coxa
> ✓ Alongar o quadril e a região glútea da perna que acabou de ser exercitada

1 **Deite-se de lado no colchonete, com a cabeça apoiada na mão; flexione o joelho de cima e coloque o pé estendido no chão; o joelho deve apontar para o teto.** Segure o tornozelo, levando a mão para trás, sobre a panturrilha, e envolva o tornozelo com ela. A coluna deve lhe dar a sensação de estar alongada, apesar de o quadril e a perna de cima estarem flexionados; mantenha-se olhando para um ponto diretamente à sua frente, o que vai impedir que a coluna se curve. Verifique se a coluna continua paralela à margem do colchonete.

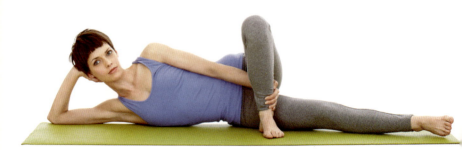

2 **Respire naturalmente e erga a perna de baixo a partir do quadril;** mantenha o joelho reto. Você deve sentir o esforço e o trabalho sobre a parte interna da coxa ao levantar a perna de baixo.

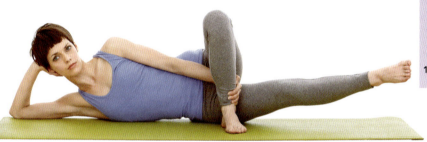

3 **Estique bem a perna para abaixá-la,** sem que ela toque o colchonete. Para trabalhar ainda mais a parte interna da coxa, erga a perna e, a seguir, erga-a novamente, antes de abaixá-la.

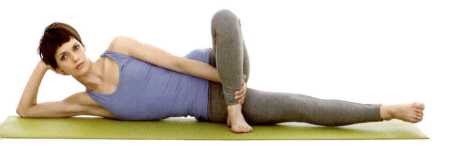

4 **Após levantar a perna pela última vez,** mantenha-a na altura do quadril e faça círculos para a frente, de 5 a 8 vezes; depois inverta a ação.

> **TRANSIÇÃO** Vire para o outro lado para trabalhar a outra perna, alinhando-se com a parte de trás do colchonete, assumindo a posição inicial. Depois de ter trabalhado ambos os lados, junte as pernas e flexione os joelhos, erguendo-se até a posição sentada, para o exercício Foca.

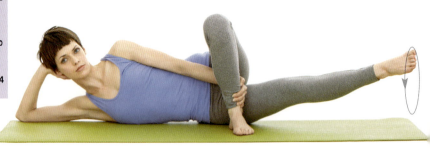

MODIFICAÇÕES

Para problemas no pescoço ou nos ombros, apoie a cabeça num bloco e estenda o braço para a frente.

Para rigidez nos joelhos e quadris, coloque o joelho de cima, flexionado, sobre o colchonete, na frente do corpo.

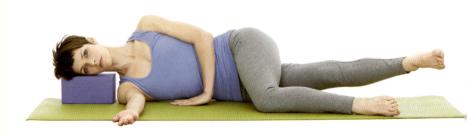

ERROS COMUNS

- Perda do trabalho na perna, de modo que o joelho se dobra e o tornozelo fica virado
- O quadril de cima cai para trás quando o alinhamento vertical é perdido

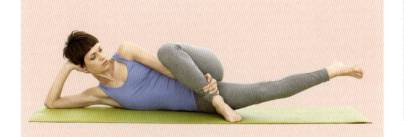

INFORMAÇÃO

NÚMERO DE REPETIÇÕES 5.

PRECAUÇÕES Siga as Modificações se você não conseguir colocar o pé estendido na frente do corpo, sem forçar o joelho ou a articulação do quadril. Para questões relacionadas com o pescoço, siga as Modificações.

VISUALIZAÇÃO Equilibre uma xícara de chá sobre a parte interna do joelho – não deixe que ela chocalhe nem que uma única gota do seu conteúdo seja derramada!

PONTOS DE PRECISÃO
- O peito é mantido aberto e os olhos fixos à frente.
- A coluna é alongada do topo da cabeça ao cóccix.
- A perna que se move permanece alongada o tempo todo.
- O trabalho é realizado a partir do quadril; a parte interna do joelho deve apontar o tempo todo para o teto.
- A escavação é mantida, para dentro e para cima – não deixe os abdominais virem para a frente, afundando no colchonete.

Foca

METAS:
- ✓ Abrir os quadris e massagear a coluna
- ✓ Treinar o seu centro para ajudar no equilíbrio, ao iniciar o movimento, e para controlar esse equilíbrio durante todo o movimento
- ✓ Trabalhar o centro de força

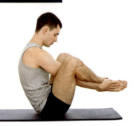

1 Sente-se na extremidade do colchonete e puxe os calcanhares em sua direção. Com as palmas juntas, coloque as mãos entre as pernas e passe-as ao redor dos tornozelos. Escave o centro de força para poder se inclinar para trás, apoiando-se sobre os ísquios; equilibre os pés, tirando-os do colchonete. Pressione os cotovelos para fora, enquanto os joelhos exercem pressão para dentro. Para impedir que você tombe, escave os abdominais na direção da curva C. Os braços e as pernas devem trabalhar ativamente contra si mesmos, para ajudar no equilíbrio; as escápulas devem ser abaixadas. Agora bata três vezes um pé contra o outro; mova as pernas a partir dos quadris e não dos tornozelos.

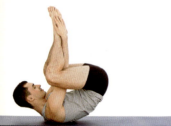

2 Inspire e use os abdominais para começar a rolar para trás, contraindo o cóccix enquanto rola. Role para trás até as extremidades das escápulas.

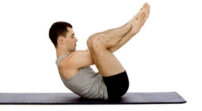

3 Expire e, usando o controle, role diretamente para cima, até a posição inicial. Equilibre-se e, a seguir, bata os pés, um contra o outro, três vezes.

TRANSIÇÃO Erga-se até ficar em pé; você já completou o Programa para Principiantes.

MODIFICAÇÕES

Para rigidez na parte inferior das costas ou para pulsos e cotovelos vulneráveis, segure as pernas na parte posterior das coxas.

ERROS COMUNS

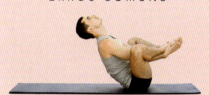

- Jogar a cabeça para trás para começar a rolar
- Perder a moldura, de modo que os joelhos caiam para fora
- Usar a força para rolar para trás e para cima, em vez de exercer controle
- Os pés descerem muito e golpearem o colchonete quando você rolar para cima
- A cabeça e o pescoço atingirem o colchonete no momento em que você rola para trás

INFORMAÇÃO

NÚMERO DE REPETIÇÕES 6.

PRECAUÇÕES Evite o exercício se você tiver problemas de disco ou osteoporose, pelo fato de ele exigir flexão da coluna. Prossiga com cautela se você tiver substituído o quadril; os músculos dos quadris e pélvicos precisam ter certo grau de força para sustentar a articulação, antes de você tentar fazer esse exercício. Para pulsos e cotovelos fracos, prossiga com cautela e, se for necessário, siga as Modificações.

VISUALIZAÇÃO
Balance como uma cadeira de balanço.

PONTOS DE PRECISÃO
- Os cotovelos e os joelhos trabalham em oposição: os cotovelos pressionam para fora, os joelhos, para dentro.
- Mantenha os olhos em seu centro e o queixo para dentro quando rolar, para que o formato do corpo não se perca.
- Use a expiração e uma escavação profunda para ajudá-lo a rolar para cima.

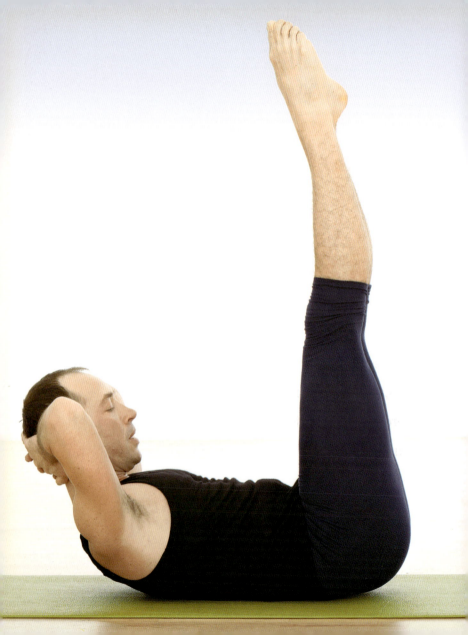

Programa Intermediário

O Programa para Principiantes (ver pp. 84-127) introduziu os movimentos básicos, com foco no controle e na centralização. Agora, o Programa Intermediário o desafia a começar a se mover com fluência, maior precisão e concentração, fazendo com que sua respiração trabalhe com o exercício. Os exercícios adicionais desta série apresentam um nível maior de exigência.

Os Cem

> **METAS:**
> ✓ Desafiar a resistência do centro de força, fortalecendo-o
> ✓ Conectar a respiração ao centro de força
> ✓ Aquecer, estimulando a circulação do sangue

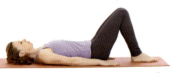

1 **Deite-se de costas, com os joelhos flexionados,** de modo que o centro de força seja acionado, mas a coluna esteja relaxada sobre o colchonete.

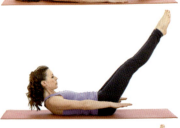

2 Escave o centro de força para dentro e para cima e erga as pernas, uma de cada vez, flexionando-as até formarem um ângulo reto, de modo que elas fiquem na **posição tampo de mesa.** Simultaneamente, levante o queixo na direção do peito e as mãos na altura do quadril; estique os braços até os dedos, enquanto os ombros descem pelas costas. A seguir, alongue as pernas, formando um ângulo de 45°, com os pés na posição de Pilates.

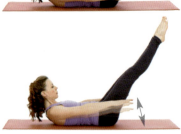

3 **Inspire durante 5 tempos,** bombeando os braços vigorosamente, com uma amplitude de movimento de 15 a 20 cm. Expire durante 5 tempos, bombeando com os braços sem parar dentro de um limite de 15 a 20 cm. Tanto a respiração quanto a expiração devem seguir a contagem de 5 tempos.

> **TRANSIÇÃO** Flexione os joelhos na direção do peito; abaixe a cabeça e depois os pés até o chão. Alongue as pernas e leve-as na direção do teto, preparando-se para o exercício Rolar para Cima.

MODIFICAÇÕES

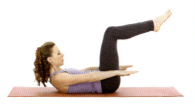

Se você não conseguir manter a coluna impressa no colchonete durante todo o exercício, flexione os joelhos e mantenha as pernas na posição tampo de mesa. Abaixe a cabeça se sentir tensão no pescoço e mantenha os braços parados.

ERROS COMUNS

- Queixo apontando para o teto, o que causa tensão no pescoço
- Perda da escavação, de modo que a coluna se ergue do colchonete
- Não manter os pulsos alongados e firmes

INFORMAÇÕES

NÚMERO DE REPETIÇÕES
100 bombeamentos, 10 respirações.

PRECAUÇÕES Para problemas no pescoço e nas costas, faça o exercício para principiantes da p. 86; use a versão modificada, se necessário. Para problemas nos ombros, não bombeie com os braços.

VISUALIZAÇÃO Bata numa bola que você tem sob as mãos.

PONTOS DE PRECISÃO
- Mantenha o queixo voltado para o peito; não permita que os olhos se afastem do umbigo.
- Mantenha a parte posterior das costelas em contato com o colchonete.
- As escápulas permanecem abaixadas, enquanto você se alonga até a ponta dos dedos.
- A coluna permanece suavemente impressa no colchonete.
- As pernas permanecem unidas, como que fechadas por um zíper, com os pés na posição de Pilates.

Rolar para cima

METAS:
- ✓ Trazer flexibilidade à coluna, aos tendões e às estruturas ao longo do aspecto posterior do corpo
- ✓ Fortalecer os músculos abdominais
- ✓ Treinar a coluna para se mover em segmentos individuais e não como um bloco

1 Deite-se no colchonete, com as pernas alongadas na posição de Pilates e como se estivessem fechadas por um zíper, numa forte linha central; os pés devem ser flexionados. Estenda as mãos na direção do teto, diretamente sobre os ombros, com os braços nas articulações dos ombros e as costelas convergindo para o centro. Quando estiver pronto você vai se sentir alongado sobre o colchonete, com o topo da cabeça se movendo para trás e os calcanhares se estendendo na direção oposta; contudo, a parte posterior das escápulas deve ficar em contato com o colchonete, enquanto as mãos apontam para o teto.

2 Inspire e leve o queixo na direção do peito. Ao começar a rolar para cima, faça as costelas convergirem ainda mais, e contraia os abdominais mais profundamente, na direção da coluna. Desprenda osso por osso do colchonete.

Rolar para Cima

3 Expire, estendendo as mãos para a frente, enquanto o centro de força puxa para dentro, para cima e para trás, criando a forma de um grande C maiúsculo na sua coluna. Você deve ter uma forte sensação de oposição, à medida que os braços se esticam para a frente e o centro de força suspende o corpo para cima e para trás.

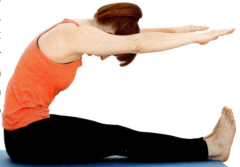

4 **Inspire, escave o centro de força e comece a rolar para trás, com o cóccix contraído.** Expire e, à medida que controla o percurso até o colchonete, torne a apoiar a coluna no chão, vértebra por vértebra, até estar deitado reto, com os ombros sobre o colchonete e as mãos na direção do teto. Comece outra vez, imediatamente, e role para cima; mantenha o movimento fluindo suavemente.

> **TRANSIÇÃO**
> Permaneça deitado no centro do colchonete, preparando-se para o exercício Círculos com Uma Perna.

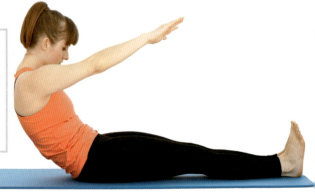

MODIFICAÇÕES

Se a parte inferior das costas estiver tensa e rígida, mantenha os joelhos flexionados quando for rolar para trás e de volta para cima; ao esticar os braços, alongue as pernas; depois, flexione-as outra vez para rolar para trás.

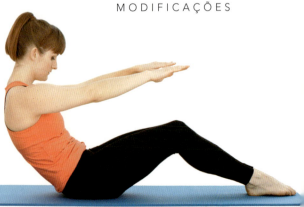

ERROS COMUNS

- Perda da conexão entre as costelas e o centro de força, de modo que os abdominais fiquem salientes e a coluna arqueada
- Afastar-se do colchonete e voltar novamente para ele com a coluna em um bloco, e não osso por osso
- As pernas se elevam quando você rola para cima e para baixo
- Os ombros se erguem na direção das orelhas

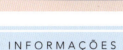

INFORMAÇÕES

NÚMERO DE REPETIÇÕES 3–5.

PRECAUÇÕES Para rigidez na parte inferior das costas, siga as Modificações. Para dor na coluna lombar e problemas de disco prossiga com cautela. Reporte-se à versão Rolamento para Baixo, para principiantes, na p. 90, e encontre o nível correto para você. Pode ser necessário usar a modificação para principiantes ou evitar o exercício completamente. Para abdominais fracos, faça o Rolamento para Baixo, da p. 90.

VISUALIZAÇÃO As pernas foram cimentadas no colchonete.

PONTOS DE PRECISÃO
- Faça as pernas se fundirem numa só, dos calcanhares aos glúteos.
- As pernas se distendem, afastando-se de você, à medida que rola para cima e para baixo, ajudando-o a mantê-las firmemente apoiadas no colchonete.
- Uma sensação de oposição é criada quando você estende as mãos para a frente e a cintura se ergue para cima e para trás.
- As costelas e os abdominais são mantidos acionados durante todo o movimento.
- Os braços são mantidos nas articulações dos ombros, para impedir que eles se ergam na direção das orelhas.

Rolar para Cima

Círculos com Uma Perna

METAS:
- ✓ Manter o alinhamento do quadril, joelho, pelve e coluna, enquanto move a perna
- ✓ Proporcionar um maior desafio à estabilidade do que a versão para principiantes
- ✓ Acionar os glúteos e a parte interna da coxa
- ✓ Ensinar a ter percepção da linha central

1. **Deite-se no colchonete; leve o joelho direito na direção do peito e depois alongue a perna**, apontando-a para o teto; vire-a levemente para fora, até a posição de Pilates. A perna esquerda deve ficar completamente estendida sobre o colchonete, firmemente dentro de sua linha central. Abra a frente do peito e use o centro de força para imprimir a coluna suavemente no colchonete; você está pronto para prosseguir quando tiver feito isso, de maneira que não haja deslocamentos ao iniciar o movimento. A parte posterior dos ombros deve estar em contato com o colchonete, a clavícula, sem tensão e o peito, aberto.

2. **Inspire e faça a perna direita, totalmente estendida,** cruzar o corpo na direção do ombro oposto. Não deixe que o quadril direito se erga do colchonete; ancore-se por meio dos quadris, da perna esquerda e do centro de força.

Círculos com Uma Perna

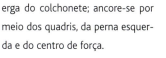

3. Leve a perna para baixo ao longo da linha central até o ponto mais baixo, num único movimento contínuo.

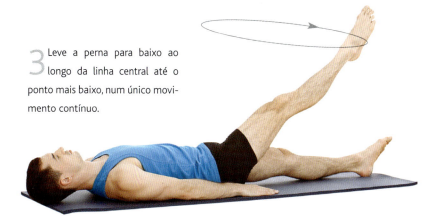

4 **Expire e mova a perna para fora, em linha com o ombro direito; depois conduza-a novamente para cima, até a posição inicial.** Há três pontos: movimento transversal, para baixo e de volta para cima. "Arredonde" os cantos, para desenhar uma forma oval e suave no ar com o pé. Após cinco repetições, inverta o movimento: para fora e para o lado, para baixo e novamente para cima. Leve o joelho direito na direção do peito e, depois, faça-o deslizar pelo colchonete. Troque de perna e repita com a perna esquerda.

> **TRANSIÇÃO** Flexione os joelhos e coloque os pés no chão. Levante os braços para o teto e, a seguir, leve o queixo na direção do peito. Role para cima, até a posição sentada, articulando a coluna enquanto sobe. Avance para a frente no colchonete, preparando-se para o exercício Rolar como Uma Bola.

MODIFICAÇÕES

Se os tendões o limitam, flexione a perna esquerda enquanto faz círculos com a direita ou consulte a versão para principiantes, na p. 94.

Se o pescoço e/ou ombros estiverem rígidos, apoie a cabeça num bloco.

ERROS COMUNS

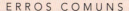

- O queixo aponta para o teto, o que causa pressão no pescoço
- A perna alongada se dobra no joelho
- Perda da escavação do centro de força, de modo que a coluna se afaste do colchonete
- O cóccix é contraído
- A pelve "balança e rola"

INFORMAÇÕES

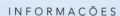

NÚMERO DE REPETIÇÕES
5 em cada direção e com cada perna.

PRECAUÇÕES
Para problemas nas costas, volte ao exercício para principiantes, da p. 94. Se o quadril estalar, vire a perna levemente para fora e acione os músculos da região glútea; faça círculos menores com a perna.

VISUALIZAÇÃO
Desenhe círculos com a perna no céu.

PONTOS DE PRECISÃO
- A parte posterior do pescoço é mantida alongada.
- A frente do peito permanece sem tensão e aberta.
- A perna alongada é estendida na direção do teto através do calcanhar; a perna sobre o colchonete é estendida para a frente, em oposição.
- Mantenha a impressão da coluna, da ponta do cóccix à base do pescoço, enquanto a perna executa os círculos.

Rolar como Uma Bola

METAS:
- ✓ Treinar o centro de força
- ✓ Massagear a coluna
- ✓ Ajudar a desenvolver o controle e o equilíbrio
- ✓ Trabalhar os abdominais e alongar os músculos das costas

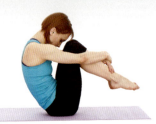

1. **Equilibre-se sobre os ísquios perto do final do colchonete;** as mãos vão segurar os tornozelos, os joelhos permanecem ligeiramente separados e os pés, na posição de Pilates. Use o centro de força para elevar a coluna e baixar a cabeça até os joelhos. Esta é a posição inicial; você vai se sentir muito ativo; o corpo vai assumir o formato apertado de bola, com os calcanhares conectados com as nádegas e a cabeça procurando ficar próxima aos joelhos. Você vai se manter em equilíbrio por meio dos abdominais — e não pela elevação dos ombros.

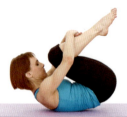

2. **Inspire e role para trás, iniciando o movimento a partir dos abdominais.** Mantenha o formato de bola, com uma curva C, e mova-se firmemente para a linha central.

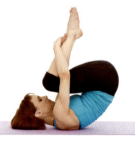

3. **Role até a base dos ombros e não sobre a cabeça e o pescoço.** Expire e role para cima, usando os abdominais e não os bíceps.

TRANSIÇÃO Mude para o centro do colchonete, equilibre-se sobre os ísquios; depois, leve o joelho direito para o peito, colocando a mão esquerda sobre o joelho direito e a mão direita sobre o tornozelo direito. Alongue a perna esquerda. Contraia o cóccix e role de volta para o Alongamento de Uma Perna Só.

MODIFICAÇÕES

Para problemas nos joelhos, consulte a versão para principiantes, com as mãos atrás das coxas, na p. 98.

ERROS COMUNS

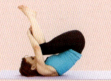

- Não usar o centro de força para criar uma curva C na coluna e rolar sobre uma coluna plana
- Iniciar o rolamento para trás, inclinando a cabeça para trás
- Lançar os pés para a frente ao voltar para cima
- Puxar o corpo com os braços para rolar de volta para cima

INFORMAÇÕES

NÚMERO DE REPETIÇÕES 6 a 8.

PRECAUÇÕES Para osteoporose, evite quaisquer exercícios que exijam rolar, se você tiver problemas de densidade óssea mais sérios do que osteopenia. Se apresentar escoliose significativa, evite este exercício. Para problemas nas costas, prossiga com cautela; se tiver problemas de disco, evite este exercício. Se tiver problemas nos joelhos, segure atrás das coxas.

VISUALIZAÇÃO Role a coluna como se esta fosse uma roda.

PONTOS DE PRECISÃO
- Mantenha o formato!
- Os abdominais, e não os bíceps, trabalham para puxá-lo para cima.
- Role até as extremidades das escápulas.
- Os abdominais mantêm a parte inferior da coluna elevada a partir da pelve.
- As escápulas deslizam pelas costas.

Série de Cinco Abdominais: Alongamento de Uma Perna Só

METAS:
- ✓ Treinar a força e a resistência dos abdominais
- ✓ Promover o alinhamento
- ✓ Estabilizar o tronco, enquanto os membros se movem ritmicamente

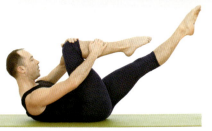

1. **Deite-se no centro do colchonete, com o queixo voltado para o peito,** a perna direita puxada para o peito e a esquerda alongada, num ângulo de 45° em relação ao colchonete. O joelho direito deve estar em linha como ombro direito; a mão direita deve ficar sobre o tornozelo e a esquerda sobre o joelho direito.

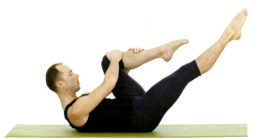

2. **Inspire e troque de perna; puxe a perna esquerda para o peito,** firmemente, em linha com o ombro esquerdo e alongue a perna direita, formando um ângulo de 45°. Mantenha-se vigorosamente ancorado no colchonete. Depois expire e troque de perna novamente. Estique a perna alongada, a partir do quadril, ao longo da linha central, de modo que os calcanhares estejam direcionados para o mesmo ponto no espaço.

TRANSIÇÃO Leve os joelhos na direção do peito e segure os tornozelos, preparando-se para o Alongamento Duplo das Pernas. Mantenha o queixo voltado para o peito.

MODIFICAÇÕES

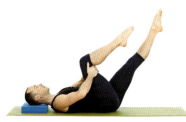

Para problemas nos joelhos, coloque as mãos atrás das coxas e não sobre a articulação do joelho. Se você tiver dificuldades com o pescoço, ou sentir cansaço, use um bloco sob a cabeça. Se a coluna estiver fraca ou vulnerável, consulte a versão para principiantes, na p. 102.

ERROS COMUNS

- Rotação do tronco enquanto as pernas se movem
- Perda da linha central, com as pernas se desviando para o lado e se afastando da linha média
- O centro de força perde a escavação quando você troca de perna
- Perda da conexão dos ombros ao longo das costas
- O cóccix é contraído

INFORMAÇÕES

NÚMERO DE REPETIÇÕES 6 a 10.

PRECAUÇÕES Para questões relacionadas com os joelhos, o pescoço e a coluna, consulte as Modificações.

VISUALIZAÇÃO Encontre um ponto imaginário no espaço, no percurso de sua linha central, e direcione cada um dos calcanhares para esse local.

PONTOS DE PRECISÃO
- O centro de força deve estar ativo, no que se refere à impressão da coluna e à manutenção do formato de caixa durante todo o exercício.
- As pernas devem deslizar por sua linha central.
- Os ombros permanecem fora do colchonete, mas longe das orelhas.
- Os olhos se fixam no umbigo e o queixo se mantém voltado para o peito.

Alongamento de Uma Perna Só

143

Série de Cinco Abdominais: Alongamento Duplo das Pernas

METAS:
- ✓ Treinar a força e a resistência dos abdominais
- ✓ Ensinar a oposição em duas direções, a partir de um centro forte
- ✓ Treinar uma completa expiração, para se obter uma completa inspiração para coordená-las com o movimento

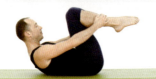

1. Deite-se de costas, com o queixo e os joelhos puxados para o peito; os joelhos devem ficar levemente separados. Coloque as mãos nos tornozelos; a coluna deve estar firmemente impressa no colchonete, do cóccix às extremidades das escápulas.

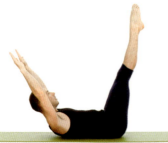

2. Inspire e alongue os membros; mantenha os braços na altura das orelhas, com as pernas formando um ângulo de 45°, na posição de Pilates. A cabeça deve permanecer erguida e imóvel; os abdominais devem estar profundamente contraídos, na direção da coluna, e as costelas posteriores impressas no colchonete.

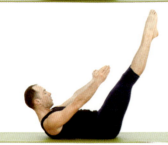

3. Expire e leve os braços à posição inicial, fazendo um semicírculo; puxe os joelhos na direção do peito, a partir dos abdominais, e segure os tornozelos ao abraçar as pernas, voltando à posição em que começou o exercício.

MODIFICAÇÕES

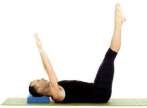

Se você tiver dificuldade para manter a cabeça erguida, use um bloco sob a mesma e levante mais as pernas na direção do teto. **Se os abdominais, inicialmente, não forem fortes o suficiente,** leve as pernas na direção do teto, como na versão para principiantes, da p. 104; à medida que for ficando mais forte, aumentará sua capacidade de abaixar progressivamente as pernas.

ERROS COMUNS

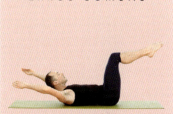

- A cabeça cai para trás
- A impressão da coluna se perde e os abdominais se elevam
- O cóccix perde o contato com o colchonete na posição em que se abraça as pernas
- Os ombros se erguem para as orelhas e as costelas movem-se rapidamente na direção do teto

INFORMAÇÕES

NÚMERO DE REPETIÇÕES 6 a 10.

PRECAUÇÕES Para dor nos joelhos, evite fazer pressão sobre as articulações deles e coloque as mãos atrás das coxas. Para problemas nos ombros, limite o movimento dos braços. Para problemas nas costas e no pescoço, prossiga com cautela e consulte a versão para principiantes, na p. 104.

VISUALIZAÇÃO Alongue-se bastante, contraia com força.

PONTOS DE PRECISÃO
- Mantenha a ponta do cóccix sobre o colchonete para evitar que a pelve seja contraída.
- As pernas devem ser fortemente contraídas ao longo da linha central.
- A coluna e a parte posterior das costelas devem permanecer impressas no colchonete, enquanto os membros são alongados.

Série de Cinco Abdominais: Alongamento de Uma Perna Estendida "Tesoura"

METAS:
- ✓ Treinar os abdominais para que mantenham a estabilidade do tronco, enquanto as pernas se movem dinamicamente
- ✓ Desafiar a força e a resistência do centro de força
- ✓ Proporcionar flexibilidade aos tendões, com estabilidade do tronco

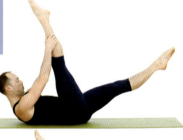

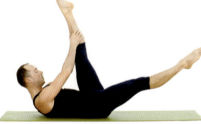

1. **Deite-se de costas e estenda as pernas na direção do teto, com as mãos no tornozelo direito; a cabeça deve estar erguida e os olhos, fixos no umbigo.** A coluna deve ficar impressa no colchonete, do cóccix às extremidades das escápulas; não contraia o cóccix. Encontre a conexão costelas/escápulas, com os cotovelos distendidos. Simultaneamente, puxe a perna direita na direção do corpo, com dois rebotes, enquanto a outra perna é esticada ao longo da linha média, num movimento semelhante ao de uma tesoura.

2. **Troque de perna com um movimento fluido, segurando o tornozelo esquerdo para um duplo rebote.** Os abdominais devem ser contraídos, profundamente, para manter o torso estável. O exercício prossegue, com um forte e dinâmico ritmo: rebote-rebote, à medida que a perna vem na direção do corpo. Inspire para uma repetição (tesourada com ambas as pernas); expire para a próxima.

TRANSIÇÃO Leve as pernas na direção do teto e abaixe a cabeça, preparando-se para o Alongamento Duplo com as Pernas Estendidas

MODIFICAÇÕES

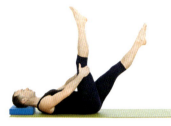

Para um pescoço fraco, use um bloco sob a cabeça. Se houver dificuldades com a flexibilidade, particularmente dos tendões, coloque as mãos sobre a perna, numa posição em que ainda lhe seja possível manter o cóccix e a coluna em contato com o colchonete. Reduza a amplitude do movimento das pernas.

ERROS COMUNS

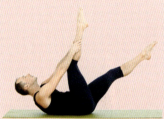

- A metade superior do corpo rola para cima
- As pernas não são mantidas alongadas, mas deixar que elas se dobrem
- Perda da impressão da coluna, de modo que o tronco balance para todos os lados sobre o colchonete durante o exercício

INFORMAÇÕES

NÚMERO DE REPETIÇÕES 6 a 10.

PRECAUÇÕES Se o seu pescoço se cansar, descanse intermitentemente.

VISUALIZAÇÃO Mova as pernas como se elas fossem uma tesoura.

PONTOS DE PRECISÃO
- Uma perna desce até o ponto em que a outra foi puxada para o corpo, de modo que ambas fiquem equidistantes ao fazer o movimento de tesoura.
- As extremidades das escápulas permanecem apoiadas no colchonete e somente a parte superior dos ombros se ergue.
- O tronco permanece nivelado, sem nenhuma rotação, enquanto as pernas se movem.
- O movimento é iniciado a partir do centro de força.

Alongamento de Uma Perna Estendida

Série de Cinco Abdominais: Alongamento Duplo com as Pernas Estendidas – "Erguimentos Mais Baixos"

> **METAS:**
> ✓ Fortalecer e desenvolver a resistência dos abdominais
> ✓ Desenvolver o controle, mantendo o trabalho nos abdominais, enquanto abaixa as pernas

1 **Deite-se de costas, com as pernas erguidas e os pés na posição de Pilates;** as pernas devem ficar perpendiculares ao colchonete. Levante a cabeça, usando os abdominais e coloque as mãos atrás da cabeça; não entrelace os dedos – uma mão deve ser colocada sobre a outra. Fixe os olhos no umbigo, mantendo os cotovelos ao alcance da sua visão periférica. Os abdominais devem estar profundamente acionados; haverá uma forte sensação de que as costelas estão sendo puxadas para dentro. As extremidades das escápulas devem ainda tocar o colchonete, mas os ombros vão permanecer longe das orelhas. A região glútea e a parte interna das coxas devem estar ativas; isso vai ajudar a remover a tensão da parte anterior das coxas.

Alongamento Duplo com as Pernas...

2 **Inspire e aprofunde o centro de força;** depois, com controle, estique as pernas, abaixando-as; conte até 3. Expire, usando os abdominais para levar as pernas à posição perpendicular, contando 1 e mantendo o sacro sobre o colchonete.

TRANSIÇÃO Erga os joelhos na direção do peito, preparando-se para o Movimento Cruzado.

149

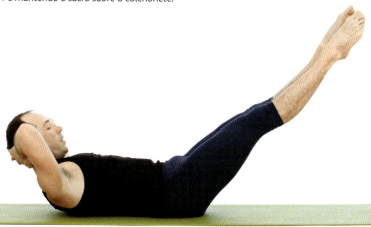

MODIFICAÇÕES

Para rigidez nos tendões, rigidez na parte inferior da coluna, ou para abdominais fracos, use uma das duas Modificações seguintes:

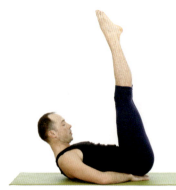

1 Crie um formato de diamante com as mãos e coloque-as sob o sacro, com a cabeça levantada; diminua a amplitude do movimento da perna.

2 Flexione os joelhos, assumindo a posição tampo de mesa, com a cabeça erguida e as mãos atrás da cabeça; limite o movimento das pernas.

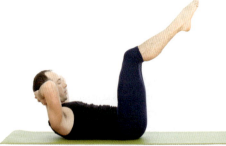

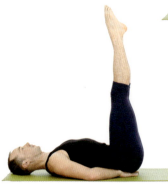

Para pescoço fraco, faça um diamante com as mãos e coloque-as sob o sacro, com a cabeça apoiada no colchonete. Limite o movimento das pernas, para que a coluna permaneça impressa no colchonete.

ERROS COMUNS

- A coluna se ergue do colchonete – se isso começar a acontecer é porque você abaixou demasiadamente as pernas
- Os abdominais perdem a escavação, de modo que o abdome salta na direção do teto
- A ponta do cóccix rola para fora do colchonete no momento em que as pernas voltam à posição inicial

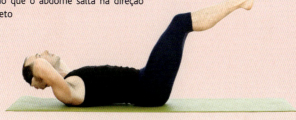

INFORMAÇÕES

NÚMERO DE REPETIÇÕES 6 a 10.

PRECAUÇÕES Este exercício requer força e controle; os abdominais arcam com a carga das pernas quando elas são abaixadas; por isso, se os abdominais não forem fortes o bastante para manter a coluna apoiada no colchonete, quando você for abaixar as pernas, use as Modificações ou evite este exercício até desenvolver uma força maior. Para questões relacionadas com a coluna e com lesões, evite o exercício. Para problemas no pescoço, deixe a cabeça apoiada no colchonete e siga as Modificações.

VISUALIZAÇÃO Resista a uma mola, para abaixar as pernas; controle a retração da mola para erguer as pernas.

PONTOS DE PRECISÃO
- A coluna deve ser mantida em contato com o colchonete durante todo o movimento, usando-se a escavação.
- O cóccix não se ergue, à medida que as pernas voltam para a posição vertical.
- Os cotovelos são mantidos distendidos, os ombros para baixo e as costelas contraídas.
- Use *o wrap* das pernas para sustentar o centro de força; as pernas devem ser empurradas para a linha central.

Série de Cinco Abdominais: Movimento Cruzado

METAS: ✓ Aumentar a força e a resistência dos abdominais
✓ Trabalhar especificamente os músculos oblíquos do abdome

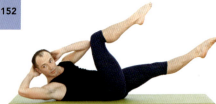

1. **Deite-se de costas, com os joelhos puxados para o peito e as mãos atrás da cabeça**, sobrepostas, mas sem entrelaçar os dedos. Inspire e tracione o joelho direito para dentro, em linha com o ombro direito. Erga a parte superior do corpo e leve o cotovelo esquerdo até o joelho direito, tocando-o, se conseguir. O cotovelo direito deve se mover para trás, sem tocar o chão; os olhos devem seguir o cotovelo direito.

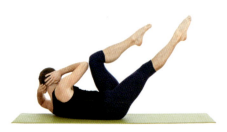

2. **Expire e mantenha-se erguido a partir das costelas**, de modo que os ombros permaneçam afastados do colchonete e você possa fazer um movimento cruzado para levar o cotovelo direito até o joelho esquerdo; os olhos acompanham o cotovelo esquerdo quando este se mover para trás.

TRANSIÇÃO Leve os joelhos na direção do centro do peito; segure a parte posterior das coxas e erga-se até uma posição sentada para o Alongamento da Coluna para a Frente.

MODIFICAÇÕES

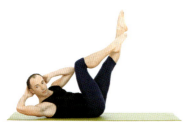

Para costas ou abdominais mais fracos, mova a perna alongada na direção do teto.

ERROS COMUNS

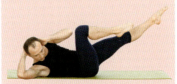

- Balança e rola para todos os lados no colchonete, em vez de trabalhar a partir do erguimento produzido pelos abdominais
- Os ombros deslizam na direção das orelhas, os cotovelos se fecham e as mãos puxam o pescoço
- Perda da altura da parte superior do corpo durante o movimento cruzado, de um lado para outro

INFORMAÇÕES

NÚMERO DE REPETIÇÕES 6 a 10.

PRECAUÇÕES Para problemas no pescoço, evite o exercício, uma vez que não há modificações para pescoços fracos. Em caso de lesões recentes na coluna ou tratamentos de coluna, é preciso ter cautela, devido à rotação da coluna; talvez seja necessário evitar este exercício.

VISUALIZAÇÃO Puxe bem as costelas, para erguê-las e rodá-las.

PONTOS DE PRECISÃO
- Evite acelerar este exercício para terminá-lo rapidamente ou você perderá alguns de seus benefícios!
- A elevação é mantida durante o tempo todo, a partir dos abdominais superiores.
- Os quadris e a parte inferior da coluna ficam ancorados no colchonete.
- O formato de caixa mantido e as pernas permanecem firmes dentro da linha central – não permita que elas abandonem a moldura.
- Os calcanhares se dirigem para o mesmo ponto no espaço.

Alongamento da Coluna para a Frente

METAS:
- ✓ Proporcionar flexibilidade à coluna e aos tendões
- ✓ Ensinar como se sentar ereto e se erguer a partir dos quadris
- ✓ Promover a articulação da coluna

1. **Sente-se ereto no colchonete, alongando-se a partir do topo da cabeça, como se você estivesse sentado de encontro a uma parede.** Estique as pernas, levemente mais afastadas do que a largura dos ombros, com os pés flexionados e os joelhos apontados para o teto. Mantenha os braços paralelos ao chão, afastados um do outro na largura dos ombros. Inspire e alongue-se ainda mais, erguendo-se a partir dos quadris, e acione os músculos das nádegas. Todas as vezes que assumir a posição sentada no Pilates, você deve ter uma sensação de estar ativo, desde a base: o assoalho pélvico elevado, os glúteos trabalhando para lhe proporcionar um pequeno "lugar mais alto onde se sentar" e a escavação ativa; você vai se sentir como se tivesse ficado mais alto. Agora, está pronto para continuar com este exercício.

Alongamento da Coluna para a Frente

2 **Expire e role para a frente, levando o queixo para o peito e elevando os abdominais; curve-se para cima e para a frente.** Crie oposição mediante um profundo alongamento, com a coluna erguida, formando uma curva C e o umbigo puxado para trás, enquanto a energia dos braços se move para a frente; alongue-se, a partir dos calcanhares, na direção da parede oposta. Expire completamente. A seguir, inspire e inicie o rolamento da coluna de volta para cima, a partir da vértebra mais baixa, colocando osso sobre osso, até estar sentado ereto, com o topo da cabeça apontando para o teto.

TRANSIÇÃO
Flexione os joelhos, puxe os calcanhares para as nádegas e segure os tornozelos; isto vai levá-lo à preparação para o exercício Balanço com as Pernas Separadas.

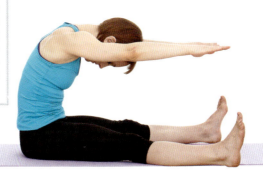

MODIFICAÇÕES

Para rigidez nos tendões ou na parte inferior da coluna, sente-se sobre um bloco, de modo que os ombros fiquem diretamente sobre os quadris; ou flexione os joelhos suavemente (veja a versão para principiantes na p. 108 ou suas Modificações).

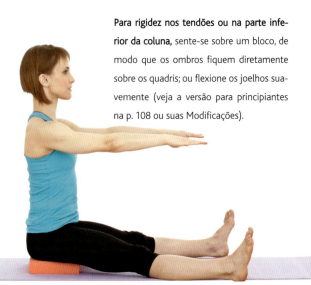

Se você tiver ombros frágeis ou se eles doerem, deslize as mãos para a frente, ao longo do colchonete, entre as pernas.

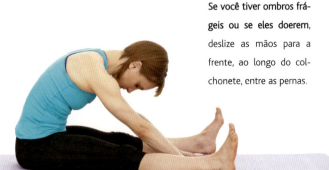

ERROS COMUNS

- Alongar-se a partir dos quadris e manter a coluna reta
- Os joelhos rolarem para dentro
- Os ombros se elevarem e os braços rolarem para dentro

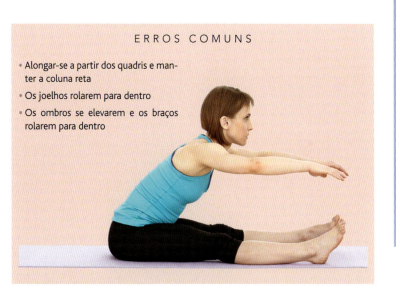

INFORMAÇÕES

NÚMERO DE REPETIÇÕES 5.

PRECAUÇÕES Se a parte inferior das costas estiver rígida ou se você tiver problemas de coluna e de ombros, siga as Modificações acima ou as Modificações para principiantes, na p. 108.

VISUALIZAÇÃO Aperte uma bola de praia entre as coxas para criar a elevação e depois role sobre a bola.

PONTOS DE PRECISÃO
- Mantenha os pés flexionados.
- Mantenha os joelhos na direção do teto.
- Use o centro de força para criar um arco elevado na coluna.
- Não tombe para a frente, a partir dos quadris.
- Assegure-se de rolar a coluna para cima como se você estivesse se erguendo de encontro a uma parede, e não num único bloco.
- Mantenha a região glútea ativa para permanecer erguido durante todo o movimento.

Alongamento da Coluna para a Frente

Balanço com as Pernas Separadas – Preparação

METAS:
- ✓ Desafiar o controle, o equilíbrio e a coordenação
- ✓ Trazer flexibilidade à coluna e aos tendões

1 **Sente-se no colchonete com os joelhos flexionados e puxe os calcanhares na direção do corpo.** Segure o lado externo dos tornozelos, usando os abdominais, erga os pés do colchonete e incline-se para trás, equilibrando-se sobre o cóccix. Os joelhos devem estar afastados, na largura dos ombros, e os pés, suavemente em ponta, os ombros abaixados. Você está num equilíbrio ativo, sendo mantido nesse pequeno "ponto" por uma profunda escavação, que serve para erguer a coluna e impedir que você tombe para a frente ou para trás. As escápulas não devem se elevar, num esforço para ajudá-lo a se manter na posição correta.

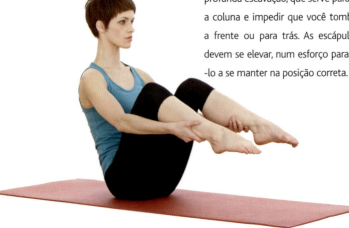

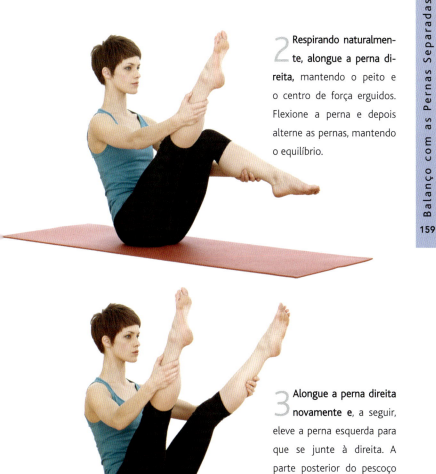

2 **Respirando naturalmente, alongue a perna direita,** mantendo o peito e o centro de força erguidos. Flexione a perna e depois alterne as pernas, mantendo o equilíbrio.

3 **Alongue a perna direita novamente e**, a seguir, eleve a perna esquerda para que se junte à direita. A parte posterior do pescoço deve permanecer alongada e o peito elevado.

Balanço com as Pernas Separadas

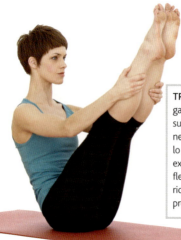

4 **Sem alterar mais nada, feche as pernas; depois,** afaste-as novamente, na largura dos ombros. Feche-as outra vez, como se passasse um zíper nelas, na linha central.

> **TRANSIÇÃO** Mantenha as pernas alongadas, solte os tornozelos e role a parte superior do corpo de volta para o colchonete, com as pernas formando um ângulo de 90°; você está preparado para o exercício Saca-Rolhas I. Outra opção é flexionar os joelhos e rolar a parte superior do corpo para trás, o que vai deixá-lo pronto para o exercício Saca-Rolhas I.

MODIFICAÇÕES

Para rigidez nos tendões e questões relacionadas com flexibilidade em geral, ajuste a posição das mãos; procure o menor número possível de posições afastadas dos tornozelos, de modo a trabalhar no sentido do ideal proposto pelo exercício. Para tendões muito rígidos, segure as coxas por trás e flexione os joelhos, para que a parte inferior das pernas fique paralela ao chão — e simplesmente se balance nessa posição. Com o objetivo de se desenvolver até o balanço completo, comece com um dedo do pé tocando o colchonete; pegue uma perna de cada vez, mantendo-a alongada.

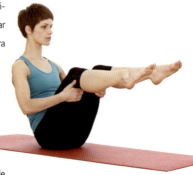

ERROS COMUNS

- Os ombros se erguem e deslizam ao redor da caixa torácica
- Manter o equilíbrio segurando as pernas com os braços em vez de usar a elevação do centro de força
- Perda da moldura, de modo que as pernas pendem para os lados

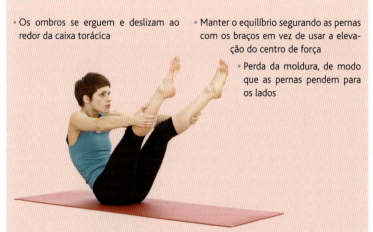

INFORMAÇÕES

NÚMERO DE REPETIÇÕES
1 repetição da sequência toda, com uma breve pausa na posição de equilíbrio total.

PRECAUÇÕES Se o cóccix for sensível, talvez seja muito desconfortável prosseguir. Para lesões recentes na coluna ou problemas de disco, evite o exercício. Se a parte inferior da coluna e os abdominais estiverem fracos ou houver rigidez nos tendões, siga as Modificações.

VISUALIZAÇÃO Na posição de total equilíbrio, erga o peito para o sol e sinta o calor.

PONTOS DE PRECISÃO
- O peito permanece erguido e os olhos fixos no horizonte.
- A caixa é mantida quadrada.
- O centro de força mantém o abdome elevado, a partir da pelve.

Saca-Rolhas I

METAS:
- ✓ Desenvolver a estabilidade do tronco
- ✓ Fortalecer as pernas e os abdominais inferiores
- ✓ Possibilitar o movimento das pernas, separadamente, em relação à pelve

1. **Deite-se de costas, com os braços dos lados do corpo e as clavículas abertas e sem tensão.** As pernas devem estar apontadas diretamente para o teto, unidas fortemente entre si, e os pés na posição de Pilates. O centro de força vai imprimir firmemente a coluna no colchonete, do cóccix ao topo da cabeça, de modo que não haja deslocamento do tronco durante o exercício. A parte posterior dos ombros também vai ficar em contato com o colchonete, não sendo rolada para a frente.

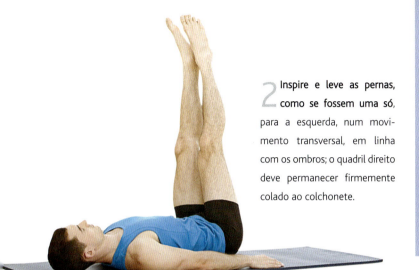

2 Inspire e leve as pernas, como se fossem uma só, para a esquerda, num movimento transversal, em linha com os ombros; o quadril direito deve permanecer firmemente colado ao colchonete.

Saca-Rolhas I

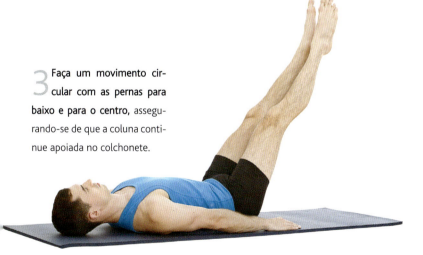

3 Faça um movimento circular com as pernas para baixo e para o centro, assegurando-se de que a coluna continue apoiada no colchonete.

4 **Expire e, escavando o centro de força profundamente,** faça um movimento circular com as pernas, levando-as para a direita, depois para cima e de volta para o centro. Inspire e inverta o círculo.

> **TRANSIÇÃO** No centro, puxe os joelhos para o peito; o queixo também deve estar voltado para o peito; coloque as mãos atrás das coxas, rolando para a posição sentada, o que antecede o exercício Serrote.

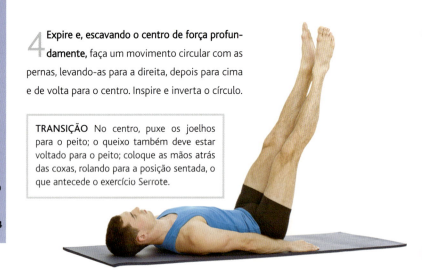

MODIFICAÇÕES

Para rigidez nos tendões ou fraqueza na coluna, use uma das seguintes Modificações (a que melhor atender às suas necessidades):

1 Forme a figura de um diamante com as mãos e coloque-as sob o sacro; continue a fazer círculos pequenos com as pernas.

2 Relaxe os joelhos, o que vai lhe permitir manter o sacro apoiado no colchonete e a coluna impressa, enquanto realiza pequenos círculos.

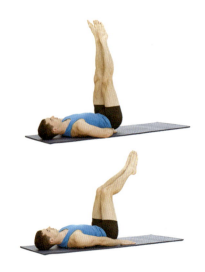

ERROS COMUNS

- Perda da impressão da coluna no colchonete, de modo que a parte inferior das costas se levante e o queixo seja empurrado para cima
- As pernas não se movem como se fossem uma só; um calcanhar vai para a frente, em relação ao outro
- Os ombros rolam para a frente e as mãos agarram o colchonete

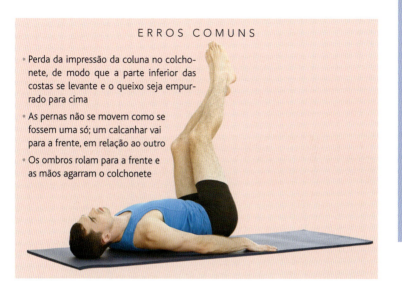

Saca-Rolhas I

INFORMAÇÕES

NÚMERO DE REPETIÇÕES
2 a 4 em cada direção.

PRECAUÇÕES Em caso de lesões recentes na coluna, evite o exercício. Para costas e abdominais fracos, siga as Modificações.

VISUALIZAÇÃO Os pés traçam o contorno de um círculo no teto.

PONTOS DE PRECISÃO
- O peito permanece aberto e os braços, sem tensão, sobre o colchonete.
- Os quadris permanecem apoiados no colchonete durante toda a realização do círculo.
- Cada osso da coluna fica em contato com o colchonete e o pescoço vai ser alongado a partir do topo da cabeça.
- Os músculos abdominais superiores trabalham no sentido de manter as costelas contraídas.
- As pernas permanecem firmemente unidas, como se tivessem sido fechadas por um zíper.

Serrote

METAS:
- ✓ Trabalhar a amplitude de movimento da coluna quando em rotação, enquanto o centro de força descomprime a coluna
- ✓ Treinar os abdominais na posição sentada

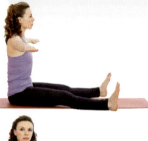

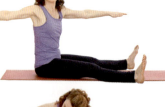

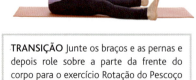

1. **Sente-se no colchonete, com os pés ultrapassando ligeiramente a largura do colchonete, as pernas alongadas e os pés flexionados.** Alongue o corpo, a partir dos quadris. Os braços devem estar estendidos para os lados, porém ainda dentro do seu campo de visão. O centro de força, o assoalho pélvico e os glúteos devem dar a sensação de estarem erguendo você, fazendo-o sentar-se ereto; a pelve e as pernas, contudo, devem parecer ter raízes dentro do colchonete; você vai estar ativo e firme.

2. **Inspire enquanto aciona os abdominais, para que eles elevem e alonguem a coluna,** fazendo um movimento de rotação, a partir da cintura, para a direita.

3. **Expire e estenda o dedo mínimo esquerdo, ultrapassando o dedo mínimo do pé direito;** leve a mão direita para trás e para cima. Aprofunde a oposição, serrando com o dedo mínimo para além do dedo do pé, e conte até 1, 2; a seguir, alongue-se ainda mais, contando 3, até que não tenha sobrado mais ar nos pulmões. Inspire e use os abdominais para erguer a coluna, girando para a esquerda e repetindo a ação desse lado.

TRANSIÇÃO Junte os braços e as pernas e depois role sobre a parte da frente do corpo para o exercício Rotação do Pescoço do Cisne.

MODIFICAÇÕES

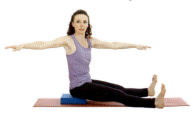

Para rigidez na parte inferior da coluna ou nos tendões, sente-se sobre um bloco e traga os ombros sobre a pelve. Para problemas nos ombros e na coluna, consulte as Modificações do exercício para principiantes, na p. 112.

ERROS COMUNS

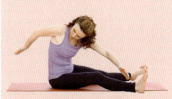

- Os joelhos rolam e se dobram
- Rotação executada a partir dos ombros, em vez de a elevação e a rotação serem realizadas a partir da cintura e das costelas
- O quadril oposto é erguido quando você se move para além do dedo mínimo do pé
- Perda da curva C no ponto de maior alongamento

INFORMAÇÕES

NÚMERO DE REPETIÇÕES 3 a 5.

PRECAUÇÕES Para problemas nos ombros, siga as Modificações do exercício para principiantes, apresentadas na p. 112, ou evite este exercício. Para problemas nas costas, tenha cuidado com a combinação de torção e flexão; siga as Modificações do exercício para principiantes, na p. 112, ou evite este exercício.

VISUALIZAÇÃO Abra a tampa de um vidro ao executar a rotação.

PONTOS DE PRECISÃO
- A pelve deve ficar colada no colchonete, de modo que não se erga quando você se alonga; os tornozelos permanecem nivelados.
- Os joelhos apontam para o teto o tempo todo e a energia das pernas se move para a frente através dos calcanhares.
- Encontre uma profunda curva C ao estender as mãos.
- Com a inspiração, use o centro de força para erguê-lo ainda mais enquanto faz o movimento de rotação.
- Os olhos acompanham a mão que se estende para trás; a palma aponta para o teto.

Rotação do Pescoço do Cisne

> **METAS:**
> - ✓ Treinar a força dos músculos das costas, em equilíbrio com os músculos abdominais
> - ✓ Treinar a coluna numa posição alongada
> - ✓ Trabalhar os abdominais numa posição alongada

1. **Deite-se no colchonete; pressione as pernas uma contra a outra na posição de Pilates**, com as mãos sob os ombros e os cotovelos erguidos e mantidos firmemente para dentro, dos lados do corpo. O centro de força deve ser erguido na direção da coluna; os ombros devem descer pelas costas. Quando você estiver na posição correta para fazer este exercício, vai se sentir bastante alongado e ativo, enquanto permanece em decúbito ventral; para escavar os abdominais, imagine que há um cubo de gelo no colchonete! À medida que escava, a coluna vai se alongar e não criar uma "concavidade" na parte inferior da coluna; a parte posterior do pescoço deve estar alongada; por isso mantenha o queixo suavemente para dentro.

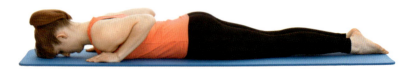

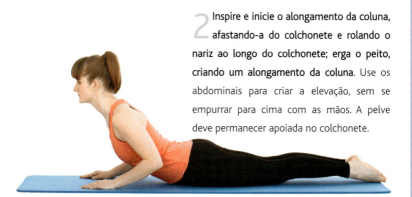

2 **Inspire e inicie o alongamento da coluna, afastando-a do colchonete e rolando o nariz ao longo do colchonete; erga o peito, criando um alongamento da coluna.** Use os abdominais para criar a elevação, sem se empurrar para cima com as mãos. A pelve deve permanecer apoiada no colchonete.

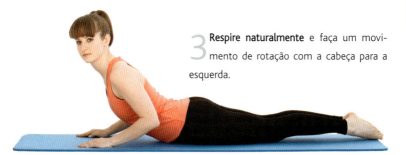

3 **Respire naturalmente** e faça um movimento de rotação com a cabeça para a esquerda.

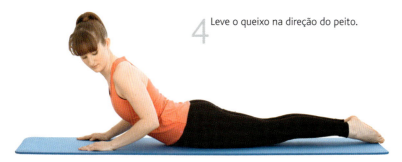

4 Leve o queixo na direção do peito.

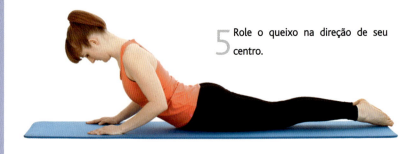

5 Role o queixo na direção de seu centro.

6 Continue a rolar o queixo para a direita e depois volte a cabeça para o centro. Mantenha os ombros abaixados. Contraia os abdominais e se distenda mais, através do topo da cabeça, alongando-se de volta ao colchonete.

> **TRANSIÇÃO** Sente-se no colchonete na posição de repouso; depois, role novamente para trás sobre o colchonete, preparando-se para a posição Ponte.

POSIÇÃO DE REPOUSO

Contraia o cóccix e erga os abdominais para criar uma curva C, de modo que o estômago e as costelas sejam erguidos, afastando-se das coxas, e os joelhos fiquem ligeiramente afastados um do outro. Inspire, enchendo os pulmões de ar até o limite de sua capacidade; ao expirar, use o centro de força para aprofundar o alongamento da parte inferior da coluna. Cuidado é necessário em caso de problemas nos quadris ou joelhos; para rigidez nos ombros, leve os braços para os lados do corpo.

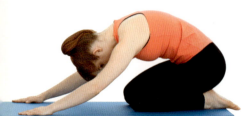

MODIFICAÇÕES

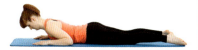

Se você apresentar rigidez na parte inferior da coluna ou tiver outros problemas nas costas, mantenha os pés afastados, na largura dos quadris, e erga-se apenas parcialmente. Para problemas nos pulsos, cotovelos ou ombros, deslize as mãos levemente mais para a frente, mantenha os antebraços no colchonete e erga-se apenas parcialmente.

ERROS COMUNS

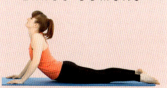

- O pescoço se estender demasiadamente, forçando-o
- Os ombros e a parte inferior da coluna afundarem
- Empurrar-se para cima usando as mãos e não o centro de força
- A barriga se distender sobre o colchonete

INFORMAÇÕES

NÚMERO DE REPETIÇÕES 1 a 2 com a rotação do pescoço, 1 elevação para o centro.

PRECAUÇÕES Para questões relacionadas aos pulsos, cotovelos, ombros e costas, siga as Modificações. Assegure-se de manter o centro de força intensamente ativo durante todo o movimento; a parte inferior da coluna não deve ser pinçada.

VISUALIZAÇÃO Imagine o pescoço crescendo e se tornando tão longo quanto o de um cisne.

PONTOS DE PRECISÃO
- O alongamento é feito a partir dos abdominais, para elevar o corpo.
- As costelas são mantidas contraídas; isso ajudará a mantê-lo erguido.
- O foco dos olhos deve ser dirigido para o horizonte.
- O pescoço fica alongado e os ombros, abaixados.

Preparação para a Ponte de Ombros

METAS:
- ✓ Articular a coluna
- ✓ Controlar e estabilizar a pelve e a parte inferior do tronco
- ✓ Fortalecer os tendões e as nádegas
- ✓ Abrir a parte da frente dos quadris

1 **Deite-se de costas, com os joelhos flexionados, pés estendidos sobre o colchonete e as pernas paralelas,** em linha com os quadris. As clavículas devem estar abertas e sem tensão; as palmas das mãos pressionam o colchonete e a parte posterior do pescoço deve estar alongada.

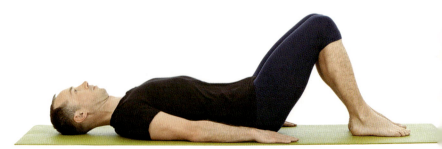

2 **Inspire e pressione a pelve na direção do teto, em uma linha.** Distenda toda a perna até os joelhos para abrir os quadris, enquanto move o cóccix na direção da parte posterior das panturrilhas.

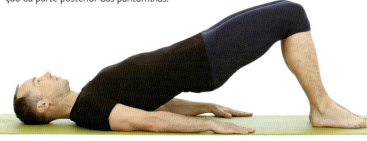

3 **Expire a role a coluna para baixo, a partir do peito, primeiro, colocando cada vértebra sobre o colchonete, uma por uma.** Obtenha uma sensação de alongamento, mantendo a parte de trás do pescoço distendida e o cóccix estendendo-se na direção da parte posterior das pernas durante todo o rolamento para baixo. Repita de 3 a 5 vezes.

PREPARAÇÃO PARA A PONTE DE OMBROS COM ELEVAÇÕES DAS PERNAS

4 **Como um passo mais avançado, você pode acrescentar elevações das pernas.** Posicione-se como nos passos 1 e 2, mas pressione as pernas uma contra a outra na linha central. Erga a perna direita, em nível com a esquerda, e alongue-a. Mantenha os quadris nivelados e o peso uniformemente distribuído.

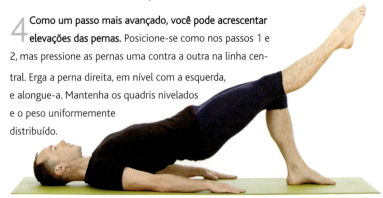

5 **Inspire e dê um chute com a perna na direção do teto; o pé deve estar relaxado; com as mãos comprima o colchonete.** Os ombros devem permanecer abertos e o pescoço estendido. Expire e alongue a perna; mantenha-a paralela à perna que está suportando o peso. Chute com a mesma perna três vezes; depois, substitua o pé e troque de perna.

TRANSIÇÃO
Alongue as pernas sobre o colchonete e, a seguir, role para o lado, formando uma linha reta com a margem posterior do colchonete, para a Série de Pontapés Laterais.

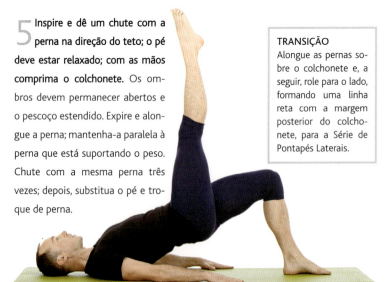

MODIFICAÇÕES

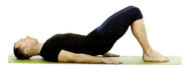

Diminua a amplitude do movimento. Pratique o exercício Relógio, que faz parte dos Fundamentos (ver p. 68), para trabalhar no sentido do movimento maior da Ponte.

ERROS COMUNS

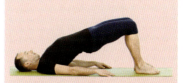

- Movimento súbito das costelas e do abdome na direção do teto, pelo fato de o centro de força ter sido desativado
- Pressão para baixo forçando a cabeça, o pescoço e os braços para obter a elevação da pelve – isso vai extenuar o pescoço
- "Bambolear" ao se erguer e abaixar a pelve, perdendo o formato de caixa
- Abaixar a pelve no momento de erguer uma perna

INFORMAÇÕES

NÚMERO DE REPETIÇÕES 3 a 5 elevações da pelve; erguer 3 vezes cada perna ao executar o passo mais avançado.

PRECAUÇÕES Para problemas no pescoço, nas costas ou nos joelhos, siga as Modificações.

VISUALIZAÇÃO Coloque uma vértebra de cada vez sobre o colchonete, como se elas fossem os elos de uma corrente de bicicleta.

PONTOS DE PRECISÃO
- As clavículas permanecem sem tensão e abertas e o pescoço é alongado.
- Mantenha uma linha central forte e o formato de caixa.
- As costelas permanecem alinhadas com a frente do corpo e o centro de força se mantém ativo.
- Os quadris se mantêm nivelados quando se ergue a perna.

Série de Pontapés Laterais: Para a Frente e Para Trás

METAS:
- ✓ Tonificar, alongar e fortalecer as pernas, os quadris e os abdominais
- ✓ Proporcionar um alongamento dinâmico dos tendões
- ✓ Ajudar a desenvolver a estabilidade e o equilíbrio

1 Deitado de lado, alinhe-se com a margem posterior do colchonete. **Levante-se sobre o cotovelo e apoie a cabeça na mão, alongando o pescoço.** Apoie a mão de cima no chão, à sua frente, com o cotovelo pressionado contra o quadril. Use os abdominais para erguer a cintura, de modo que você permaneça numa linha longa e inclinada. Nesse ponto, o centro de força está tão ativo que você deve sentir a energia se difundir pelo topo da cabeça, enquanto as pernas se estendem fortemente na direção oposta.

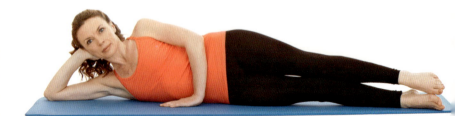

2 **Respire naturalmente, erga as pernas juntas na posição de Pilates;** depois, leve as pernas para a frente e abaixe-as, de modo que os pés fiquem no canto da frente do colchonete ou num ângulo de 45°. A leve flexão dos quadris faz com que você se sinta mais estável.

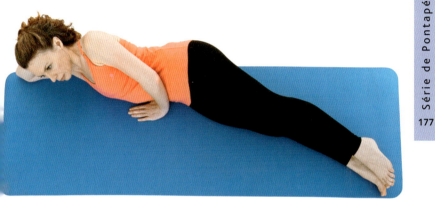

3 **Respire naturalmente, erga a perna de cima até a altura do quadril;** chute para a frente com dois rebotes: chute-chute. Mantenha os quadris e os ombros alinhados, uns sobre os outros, e a perna de cima paralela ao chão.

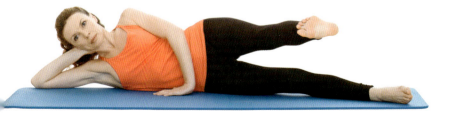

4 **Dê um pontapé para trás, com a perna alongada e firme**, a partir do quadril; mantenha os glúteos firmes para levar a perna atrás de você.

> **TRANSIÇÃO** Alinhe o calcanhar de cima com o calcanhar de baixo, com um leve giro para fora e siga para o exercício Para Cima e Para Baixo.

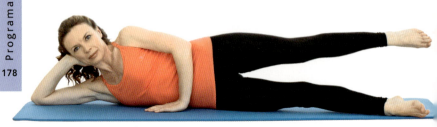

MODIFICAÇÕES

Para problemas no pescoço ou nos ombros, use um bloco sob a cabeça; o braço de baixo deve ser alongado para a frente sobre o colchonete. Encontre um bloco com a altura correta, de modo que o pescoço fique em linha com o resto da coluna. É importante tratar ambos os lados do corpo igualmente, mesmo que o problema seja apenas unilateral. Em caso de problemas nos quadris e substituição dos quadris, os movimentos devem permanecer limitados e controlados.

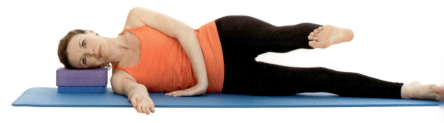

ERROS COMUNS

- A perna de cima balança para todos os lados, sem controle
- Os quadris e os ombros "balançam e rolam"!
- Perda da linha longa da coluna, fazendo com que ela se dobre e se expanda com o movimento da perna

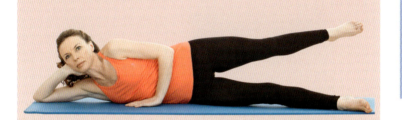

INFORMAÇÕES

NÚMERO DE REPETIÇÕES 5 a 10.

PRECAUÇÕES Diminua a amplitude do movimento em caso de problemas nos quadris ou de substituição dos quadris. Se você não conseguir repousar a cabeça na mão, devido a problemas no pescoço ou nos ombros, siga as Modificações.

VISUALIZAÇÃO Desenhe um semicírculo com o pé, paralelo ao chão.

PONTOS DE PRECISÃO
- Mantenha o olhar à sua frente.
- Mantenha a caixa.
- A perna de cima permanece nivelada com o quadril e se alonga bastante, a partir do mesmo.

Série de Pontapés Laterais: Para Cima e Para Baixo

> **METAS:**
> ✓ Tonificar, alongar e fortalecer as pernas, os quadris e os abdominais
> ✓ Trabalhar a flexibilidade da parte interna da coxa
> ✓ Ajudar a treinar a estabilidade e o equilíbrio

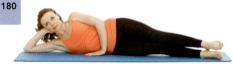

1. Deite-se de lado, na margem de trás do colchonete, com a cabeça apoiada na mão de baixo; a mão de cima deve ficar sobre o colchonete e os pés, no canto da frente. A perna de cima deve estar alinhada com a perna de baixo, calcanhar com calcanhar; a perna de cima deve estar levemente virada para fora.

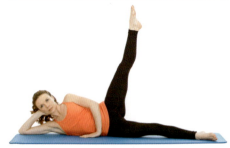

2. Inspire e, mantendo os quadris alinhados, um sobre o outro, erga a perna de cima na direção do teto.

3. Expire, à medida que distende bem a perna para abaixá-la.

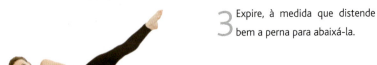

TRANSIÇÃO Volte à posição inicial para o Passé.

MODIFICAÇÕES

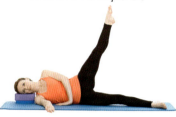

Se você tiver problemas no pescoço e nos ombros, que o limitam no momento de apoiar a cabeça na mão, use um bloco sob a cabeça, para que o pescoço não seja forçado. Para problemas no quadril, incluindo substituição dos quadris, tenha cuidado e diminua a amplitude do movimento.

ERROS COMUNS

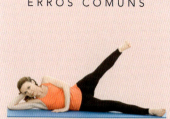

- O quadril de cima cai para trás quando a perna é erguida
- A perna de cima se torna "encharcada e pesada"
- A cintura cede na direção do solo
- Perda da conexão dos ombros

INFORMAÇÕES

NÚMERO DE REPETIÇÕES 5.

PRECAUÇÕES Para problemas nos quadris, incluindo substituição dos mesmos e quadris que "rangem", diminua o movimento e trabalhe com os glúteos acionados. Siga as Modificações se você não conseguir sustentar a cabeça com a palma da mão, devido a problemas no pescoço ou nos ombros.

VISUALIZAÇÃO Chute para cima com a perna reta e alongada e depois abaixe-a, reta e firme.

PONTOS DE PRECISÃO
- Os quadris permanecem alinhados, um sobre o outro.
- Os olhos focalizam um ponto à frente, para que o pescoço fique alongado.
- Quando a perna é erguida, o tronco permanece em seu lugar e o centro de força, acionado.

Série de Pontapés Laterais: *Passé*

METAS:
- ✓ Desafiar o equilíbrio
- ✓ Tonificar, alongar e fortalecer os abdominais, as nádegas e as coxas
- ✓ Trazer flexibilidade aos quadris e estabilidade à pelve

1 Na posição lateral, alinhe a perna de cima sobre a perna de baixo, calcanhar com calcanhar, virando a perna de cima ligeiramente para fora. Deslize o dedão do pé ao longo da parte interna da perna de baixo.

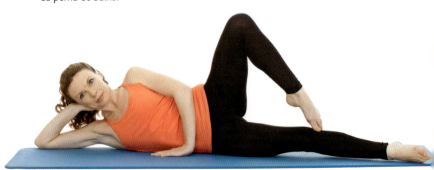

2. **Leve o joelho de cima na direção da orelha,** com os quadris abertos e um sobre o outro, em alinhamento, e respire naturalmente.

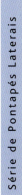

Série de Pontapés Laterais

3. **Endireite a perna,** alongando-a para chegar atrás da orelha, e mantenha o alinhamento dos quadris.

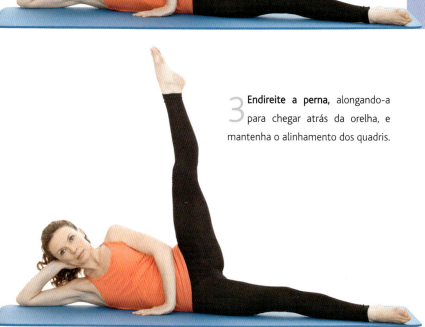

4 **Abaixe a perna, esticando-a bem.** Repita 3 vezes e depois inverta o movimento para outras três repetições: dê um pontapé para cima, levando a perna alongada sobre a orelha, flexione-a e deslize o dedão do pé ao longo da perna de baixo para endireitar a perna de cima.

TRANSIÇÃO Alongue a perna de cima sobre a perna de baixo, mantendo-a na altura do quadril, como preparação para o exercício Círculos.

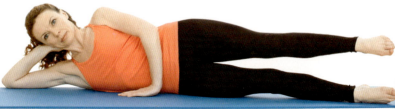

MODIFICAÇÕES

Em caso de pouca flexibilidade dos quadris ou outras questões relacionadas a eles, deslize os dedos do pé de cima ao longo da parte interna da perna de baixo; não estique a perna na direção do teto. **Caso tenha problemas no pescoço ou nos ombros**, use um bloco sob a cabeça e estenda o braço de baixo à sua frente. Use um bloco de altura correta, de modo que ele preencha o espaço entre o colchonete e a cabeça, sem forçar o pescoço.

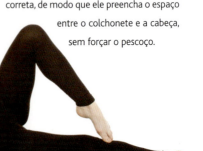

ERROS COMUNS

- O quadril de cima cai para trás quando a perna é erguida
- O peito rola para a frente
- A coluna é curvada e os olhos observam as pernas
- Perda da elevação do centro de força, de modo que os abdominais afundem sobre o colchonete

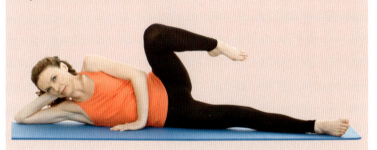

INFORMAÇÕES

NÚMERO DE REPETIÇÕES
3 em cada direção e com cada uma das pernas.

PRECAUÇÕES Para problemas nos quadris, siga as Modificações ou evite o exercício. Para quadris que "rangem", assegure-se de ter seu *wrap* acionado; se isso não resolver os rangidos, siga as Modificações até que a estabilidade do quadril tenha melhorado o suficiente para poder suportar um movimento mais amplo.

VISUALIZAÇÃO Desenhe uma linha com o dedão do pé na perna de baixo.

PONTOS DE PRECISÃO
- Os abdominais permanecem erguidos e fora do colchonete.
- Observe todos os pontos do movimento – não pegue atalhos: flexione para 1, erga para 2, alongue para 3, abaixe, alongando, para 4.
- Mantenha a coluna alongada, do topo da cabeça à ponta do cóccix.

Série de Pontapés Laterais

Série de Pontapés Laterais: Círculos

METAS:
- ✓ Treinar o equilíbrio
- ✓ Tonificar, alongar e fortalecer os abdominais, as nádegas e as coxas
- ✓ Proporcionar estabilidade à pelve e ao tronco, enquanto a perna se move no quadril

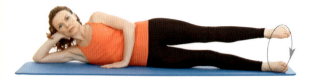

1. **Na posição lateral deitada,** estique bem a perna de cima a partir do quadril para erguê-la até a altura do mesmo.

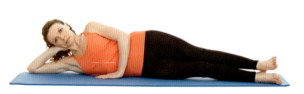

2. Faça pequenos círculos com a perna de cima — o dorso do pé de cima deve roçar o calcanhar do pé de baixo. Repita de 5 a 8 vezes e depois inverta os círculos, com a perna de cima na altura do quadril. Respire naturalmente durante todo o exercício.

TRANSIÇÃO Erga a perna de cima e coloque o pé sobre o colchonete, na frente da perna de baixo; segure o tornozelo com a mão de cima, preparando-se para Erguimentos e Círculos com a Parte Interna da Coxa.

MODIFICAÇÕES

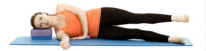

Em caso de problemas nos ombros e no pescoço, use um bloco de tamanho correto sob a cabeça.

ERROS COMUNS

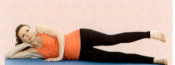

- Deixa que o tornozelo fique "encharcado", pesado, permitindo que o pé e o joelho rolem para dentro
- Perda da elevação da cintura
- Olha para os pés, o que causa flexão na coluna
- A pelve muda continuamente de posição, enquanto a perna executa o movimento, em vez de permanecer estável

INFORMAÇÕES

NÚMERO DE REPETIÇÕES 5 a 8.

PRECAUÇÕES Em caso de problemas no pescoço e nos ombros, siga as Modificações.

VISUALIZAÇÃO O peito do pé "beija" o calcanhar ao passar por ele, roçando-o, durante a execução de círculos restritos.

PONTOS DE PRECISÃO
- A perna de cima permanece ativa e alongada, sem que o joelho fique retesado.
- Os círculos têm sua origem no quadril e não no tornozelo.
- Os quadris permanecem alinhados, um sobre o outro.
- O pescoço se mantém alongado e os olhos fixos à frente.

Série de Pontapés Laterais: Erguimentos e Círculos com a Parte Interna da Coxa

METAS:
- ✓ Criar equilíbrio muscular nas coxas
- ✓ Alongar o quadril e a nádega da perna que acabou de se exercitar

1. **Na posição lateral deitada, flexione a perna de cima e coloque o pé no colchonete.** Segure o tornozelo com a mão de cima e trabalhe com o joelho superior, levando-o na direção do teto. Acione o centro de força e mantenha o alongamento da coluna; não deixe que ela se dobre para acomodar a flexão da perna de cima e o posicionamento do pé sobre o colchonete. É completamente normal para a maioria das pessoas sentir um estiramento ou abertura do quadril superior nessa posição.

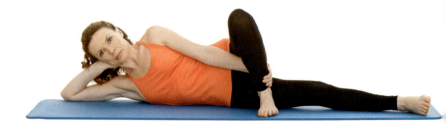

2 **Respire naturalmente e erga a perna de baixo a partir do quadril,** com o joelho reto. Alongue a perna para abaixá-la, distendendo-a bem, a partir do quadril; não a deixe tocar o colchonete. Para desafiar ainda mais a parte interna da coxa, erga a perna duas vezes, antes de abaixá-la.

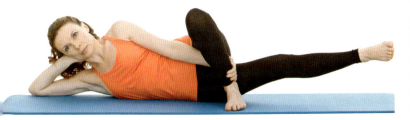

3 **Depois da última elevação da perna,** mantenha-a erguida e faça grandes círculos para a frente, de 5 a 8 vezes.

4 Depois, inverta o círculo, de 5 a 8 vezes.

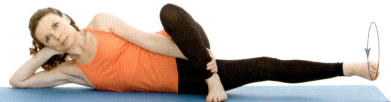

> **TRANSIÇÃO** Deslize a perna de cima sobre a de baixo, tomando posição para o exercício Batidas dos Calcanhares em Decúbito Ventral (veja abaixo), como uma transição para o outro lado do corpo, de modo que você possa trabalhar a outra perna. Depois de ter trabalhado ambos os lados, junte as pernas, flexione os joelhos e sente-se para executar o exercício Desafiador I Perna.

BATIDAS DOS CALCANHARES EM DECÚBITO VENTRAL

1 Deite-se de bruços e apoie a testa nas mãos. Alongue as pernas, impelindo a parte posterior das coxas na direção do teto. Bata os calcanhares um no outro contando até 10, num ritmo rápido.

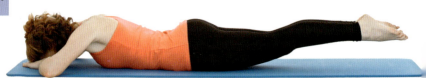

MODIFICAÇÕES

Para quadris e joelhos rígidos ou problemáticos, coloque o joelho de cima flexionado sobre o colchonete, na frente do corpo.

Para problemas no pescoço ou nos ombros, use um bloco, com a altura correta, sob a cabeça.

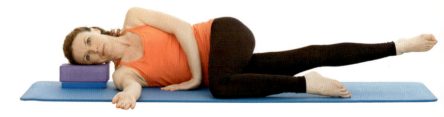

ERROS COMUNS

- Perda da posição de alinhamento dos quadris (um sobre o outro); o quadril de cima rola para trás
- O trabalho é executado a partir do pé e não do quadril
- Não manter o alongamento da perna de baixo e permitir que o joelho se dobre

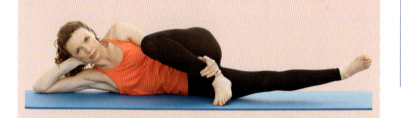

INFORMAÇÕES

NÚMERO DE REPETIÇÕES 5 a 8.

PRECAUÇÕES Para rigidez nos quadris e nos joelhos, não segure o tornozelo; se necessário, siga as Modificações. Para questões relacionadas com o pescoço, siga as Modificações.

VISUALIZAÇÃO Equilibre um livro na parte interna do joelho e não o deixe escorregar.

PONTOS DE PRECISÃO
- O olhar permanece dirigido para a frente, permitindo que o pescoço e a coluna permaneçam alongados.
- Mantenha a perna que se move alongada o tempo todo.
- Mantenha os dedos dos pés e o joelho voltados para a frente, de modo que você erga a perna começando com a parte interna da coxa.

Desafiador I Perna

METAS:
- ✓ Fortalecer o centro de força
- ✓ Estabilizar a pelve e a parte inferior do tronco
- ✓ Promover o movimento sequencial da coluna
- ✓ Preparar para a série Desafiador completa

1. **Sente-se no colchonete, com os joelhos flexionados e as pernas pressionadas uma contra a outra;** mantenha os joelhos nivelados. Alongue a perna direita numa leve posição de Pilates. Sente-se e incline-se para trás, sobre os ísquios, formando uma curva C na parte inferior das costas; o peito deve estar elevado e os dedos, estendidos na direção do pé erguido. Na posição estabelecida, sua escavação deve mantê-lo num ponto apenas ligeiramente afastado do cóccix: não fique sentado ereto e nem caído para trás. As partes internas das coxas estão bastante ativas e pressionadas uma contra a outra.

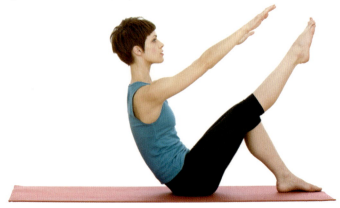

2. **Inspire a inicie um rolamento da coluna, contraindo ainda mais os abdominais,** à medida que a pelve rola sob o corpo; coloque uma vértebra de cada vez sobre o colchonete, com controle.

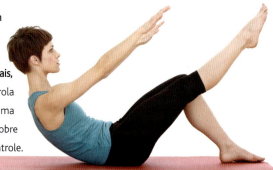

3. **Ao se alongar completamente sobre o colchonete,** estenda os braços para trás, por cima da cabeça.

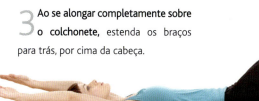

4. Expire, erga os braços para o teto e, seguindo-os, role suavemente para cima e se desprenda do colchonete, invertendo o movimento; erga uma vértebra de cada vez.

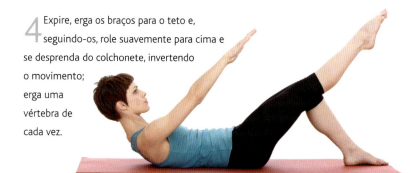

5. **Flutue para cima, até se sentar sobre os ísquios;** mantenha a coluna em curva C e o peito aberto e elevado. Repita de 3 a 4 vezes e depois faça um movimento de tesoura com as pernas para erguer a perna esquerda, colocando o pé direito sobre o colchonete; repita. Quando for capaz de completar a série Desafiador I Perna, mantendo os abdominais acionados, desafie-se ainda mais e erga os braços na direção das orelhas; conserve-os nessa posição durante todo o movimento; as laterais do corpo devem estar alongadas.

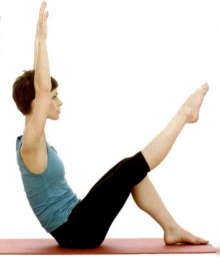

TRANSIÇÃO Erga a outra perna e se equilibre sobre os ísquios, mantendo os dedos das mãos estendidos na direção dos dedos dos pés, quando estiver preparado para a série Desafiador I. Se tiver necessidade de continuar a trabalhar com o Desafiador I Perna, antes de passar para o Desafiador I pleno, role para baixo, na direção do colchonete, erga um braço acima da cabeça, ficando de bruços para fazer o exercício Natação.

MODIFICAÇÕES

Para rigidez na parte inferior das costas, problemas na coluna, tensão nos tendões e abdominais fracos (mas que também pode ser benéfico como um exercício preparatório para qualquer pessoa), mantenha os pés no chão e role para cima e para baixo com controle, seguindo as mesmas instruções apresentadas anteriormente. Se você precisar de mais apoio, segure a parte de trás das coxas com as mãos.

ERROS COMUNS

- A perna erguida se abaixa e desliza para todos os lados
- Tombar para a frente em direção ao peito, enquanto os ombros se erguem na direção das orelhas
- Assumir a posição sentada, a partir dos ombros e dos braços
- Os abdominais ficam salientes
- Rolar para cima e para baixo com a coluna reta

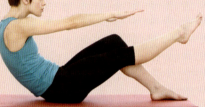

Desafiador | Perna

INFORMAÇÕES

NÚMERO DE REPETIÇÕES
3 a 4 com cada perna.

PRECAUÇÕES
A série Desafiador se tornará progressivamente mais difícil e exigirá muito da força dos abdominais; por isso, não passe para o nível seguinte antes de estar forte o suficiente. Pessoas com abdominais fracos e problemas na parte inferior das costas, devem seguir as Modificações, com as mãos segurando a parte posterior das coxas, ou evitar o exercício. Para rigidez nos tendões ou na parte inferior da coluna pode ser necessário flexionar a perna alongada; os joelhos devem se manter unidos.

VISUALIZAÇÃO
Uma "supercola" mantém os joelhos juntos. O peito é uma bolha de ar, subindo para a superfície quando você rola para cima.

PONTOS DE PRECISÃO
- Os abdominais formam uma concavidade o tempo todo; eles controlam o movimento.
- Os joelhos permanecem unidos, com as conexões da parte interna da coxa e das nádegas trabalhando para sustentar o centro de força.
- Os ombros são ativamente pressionados para baixo, descendo pelas costas.

Desafiador I (*Teaser I*)

METAS:
- ✓ Fortalecer o centro de força
- ✓ Estabilizar a pelve e a parte inferior do tronco
- ✓ Treinar a articulação da coluna

1. **Sente-se no colchonete, com os joelhos flexionados e as pernas pressionadas uma contra a outra**; mantenha os joelhos nivelados. Alongue as pernas, de modo que fiquem esticadas a 45°, na posição de Pilates; os braços devem ficar paralelos às pernas e a parte posterior do pescoço alongada. Equilibre-se, contraindo levemente a pelve, para que os abdominais o mantenham numa curva C.

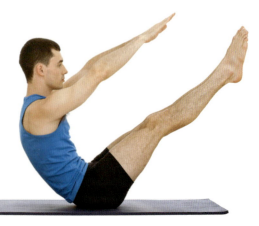

2 **Inspire e contraia o cóccix ainda mais,** rolando para trás com controle; a pelve deve se afastar das pernas enquanto estas permanecem no mesmo lugar no espaço. Crie um alongamento ao apoiar cada vértebra no colchonete.

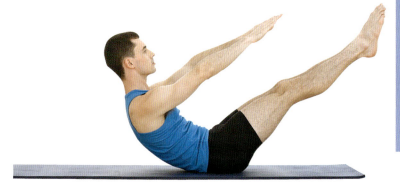

3 **Estenda cada um dos braços por cima da cabeça sobre o colchonete atrás de você.** Depois expire, enquanto estica os braços para a frente e desprende a cabeça e a coluna do colchonete, osso por osso, levando os dedos das mãos na direção dos dedos dos pés; flutue para cima como se a parte superior do seu corpo não pesasse nada. Faça uma pausa e "desafie-se" a encontrar o equilíbrio, puxando ligeiramente o cóccix, enquanto os abdominais sustentam a coluna; mantenha o peito aberto e elevado. Inspire e role para trás e para baixo, afastando-se das pernas.

> **TRANSIÇÃO** Flexione os joelhos e coloque os pés sobre o colchonete; role para baixo, ficando de bruços para fazer o exercício Natação.

MODIFICAÇÕES

Se o Desafiador I exigir excessivamente de você como exercício inicial, pratique o Desafiador I Perna (ver p. 192), como ponto de partida para treinar sua força e resistência. No momento de progredir, use a Modificação seguinte como um recurso de treinamento, o que o leva ao Desafiador I pleno: flexione moderadamente os joelhos, mantendo os abdominais escavados e role somente uma parte do percurso para trás; mantenha a curva C. Depois, role novamente para a frente e alongue as pernas. Suavemente flexione-as outra vez para rolar para trás. Coloque as mãos levemente atrás das coxas se você precisar de um pouco mais de apoio.

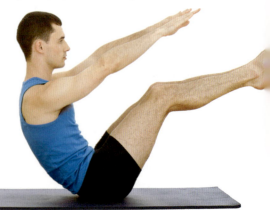

ERROS COMUNS

- As pernas abaixam enquanto você rola a parte superior do corpo para cima e para baixo
- Perda da conexão costelas/escápulas, de modo que os ombros se erguem na direção das orelhas e o peito afunde
- Subir, jogando a parte superior do corpo para cima, a partir dos ombros e usar o impulso em vez do controle
- Perda da escavação dos abdominais, de modo que eles se projetem para fora e as costas fiquem arqueadas

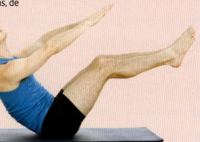

Desafiador I (Teaser I)

INFORMAÇÕES

NÚMERO DE REPETIÇÕES 3.

PRECAUÇÕES Este é um exercício muito intenso para pessoas que tenham problemas relacionados com a parte inferior das costas; se ele não for feito corretamente, exercerá pressão sobre a coluna. Use as Modificações num nível apropriado para você ou evite o exercício. Para rigidez na parte inferior da coluna, siga as Modificações para o Desafiador I Perna, na p. 194.

VISUALIZAÇÃO As pernas são tão leves que um balão de gás consegue mantê-las erguidas. Role a coluna como se ela fosse uma roda.

PONTOS DE PRECISÃO
- As pernas permanecem contraídas e alongadas; não se desvie dessa posição.
- Os abdominais permanecem escavados e acionados.
- A coluna se articula, vértebra por vértebra, durante os movimentos para cima e para baixo; use o controle e não o impulso.
- Inspire ao rolar para trás, expire ao rolar para cima; não prenda a respiração.
- Os ombros são mantidos para baixo e as costelas, contraídas.

Natação

METAS:
- ✓ Alongar os abdominais após o trabalho com o exercício Desafiador
- ✓ Fortalecer os músculos da coluna numa posição alongada
- ✓ Ensinar a manter os abdominais em ação quando estes estão alongados

1 **Deite-se de bruços sobre o colchonete,** com os braços e as pernas alongados; os braços devem estar alinhados com os ombros e as pernas, unidas na linha central. A testa deve estar apoiada no colchonete, entre os braços, e os abdominais, escavados sobre o colchonete.

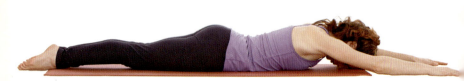

2 **Inspire e alongue-se enquanto ergue o braço direito e a perna esquerda;** a cabeça deve estar nivelada com o braço direito. Depois, alongue-os ainda mais para abaixá-los.

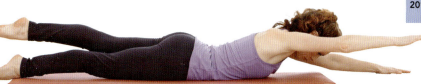

3 **Expire e erga o braço esquerdo e a perna direita;** a cabeça deve estar nivelada com o braço esquerdo; distenda-se ao fazer uma pausa. Continue a erguer e a abaixar os membros opostos, sucessivamente.

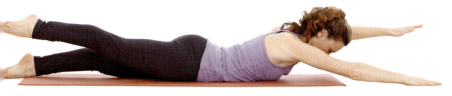

TRANSIÇÃO Empurre as nádegas de volta sobre os calcanhares para a Posição de Repouso (ver p. 170); a seguir, estenda-se de bruços sobre o colchonete, preparando-se para o Apoio Frontal para a Elevação da Perna.

MODIFICAÇÕES

Para rigidez nos ombros ou na parte inferior da coluna, forme um diamante com as mãos, coloque a testa sobre elas e erga pernas, alternando-as.

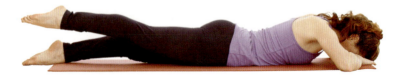

ERROS COMUNS

- As pernas se separam
- Perda da conexão dos ombros; estes se erguem na direção das orelhas e os cotovelos se dobram
- A cabeça é jogada para trás e pressiona a parte posterior do pescoço
- O tronco se move e a pelve se ergue do colchonete
- Perda da moldura

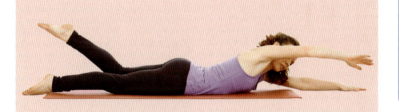

INFORMAÇÕES

NÚMERO DE REPETIÇÕES
2 a 3 de cada lado.

PRECAUÇÕES Para lesões ou rigidez nos ombros, reduza a amplitude do movimento ou siga as Modificações. Para dor na parte inferior das costas ou outros problemas na coluna, prossiga com cautela; comece com as Modificações e só eleve levemente as pernas; mantenha a escavação ativa o tempo todo; evite o exercício se ainda sentir desconforto na parte inferior da coluna.

VISUALIZAÇÃO Erga os olhos na direção do horizonte.

PONTOS DE PRECISÃO
- A energia está na elevação!
- A pelve permanece corretamente apoiada no colchonete.
- O trabalho é feito no sentido do alongamento e não do arqueamento da coluna.
- As escápulas permanecem acionadas nas costas e os braços, alongados.

Apoio Frontal para a Elevação da Perna

METAS: ✓ Desafiar o centro de força numa posição em que os braços são flexionados
✓ Fortalecer e estabilizar a parte superior do corpo

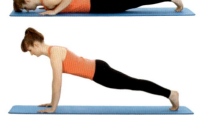

1. **Alongue-se no colchonete, com o rosto para baixo.** Coloque as mãos no colchonete embaixo dos ombros; os pés devem estar flexionados e os dedos dos pés, sob os tornozelos.

2. **Com as pernas fortemente unidas e com o centro de força acionado,** flexione os braços até uma posição de prancha, num único bloco. Respire naturalmente e mantenha o corpo alongado e firme, contando até 10. Para voltar ao colchonete: flexione os joelhos, abaixe-se até o chão e empurre as nádegas de volta na direção dos calcanhares, assumindo a Posição de Repouso (ver p. 170); ou abaixe o corpo, como um bloco único, na direção do colchonete, formando uma longa linha.

TRANSIÇÃO Fique na posição ajoelhada e impulsione as pernas para o lado, de modo a ficar sentado de lado no colchonete, pronto para executar o exercício Sereia.

MODIFICAÇÕES (A)   MODIFICAÇÕES (B)

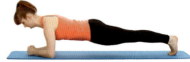

(A) Mova as mãos para a parte da frente do colchonete, a partir da Posição de Repouso; abaixe a parte anterior das coxas sobre o colchonete, flexione os joelhos e leve os calcanhares na direção das nádegas. Alongue-se a partir da cabeça, na direção dos joelhos. Na posição inicial, feche as mãos e depois apoie-se nos antebraços, com os cotovelos sob os ombros. Curve os dedos dos pés para dentro e estique os braços até uma posição de prancha modificada.

(B) Para chegar ao Apoio Frontal para a Elevação da Perna pleno, sem flexionar os braços, faça as mãos avançarem pelo colchonete, a partir da Posição de Repouso, curve os dedos dos pés para dentro e alongue-se, assumindo a posição Apoio Frontal.

ERROS COMUNS

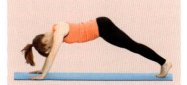

- As escápulas se afastam das costas, de modo que o peito afunde e o queixo se projete, enquanto o pescoço permanece distendido
- Os quadris afundam na direção do colchonete
- Perda do centro de força e queda dos abdominais sobre o colchonete

INFORMAÇÕES

NÚMERO DE REPETIÇÕES 1, mantendo a posição contando até 10.

PRECAUÇÕES Em caso de pulsos e cotovelos fracos, lesões nos ombros, ou tensão na parte inferior das costas, exercite-se com cautela. Se o centro de força ou braços não forem suficientemente fortes para sustentá-lo numa posição de prancha completa, use a primeira Modificação. Se você não conseguir suportar peso em seus pulsos ou mãos, evite o exercício ou use a segunda Modificação.

VISUALIZAÇÃO Você está alongado e firme, como se fosse uma flecha sendo atirada com um arco.

PONTOS DE PRECISÃO
- Encontre e mantenha uma postura forte de prancha, com os tornozelos, os quadris, os joelhos, a coluna e os ombros alinhados.
- Não afunde entre as escápulas: estas permanecem fortes sobre as costas.
- O centro de força deve estar visivelmente atuante – do contrário, a gravidade assume o controle e o estômago pende sobre o colchonete.

Sereia

METAS:
- ✓ Abrir as costelas
- ✓ Alongar os lados da coluna
- ✓ Aumentar a capacidade de expansão dos pulmões

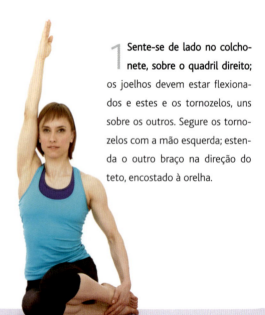

1 Sente-se de lado no colchonete, sobre o quadril direito; os joelhos devem estar flexionados e estes e os tornozelos, uns sobre os outros. Segure os tornozelos com a mão esquerda; estenda o outro braço na direção do teto, encostado à orelha.

2 **Inspire, à medida que se eleva a partir dos quadris,** e estique a mão direita na direção da parede oposta, mantendo a cintura alongada e as costelas abertas.

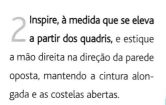

3 **Expire, elevando-se no sentido do centro;** os braços devem se posicionar num formato de T.

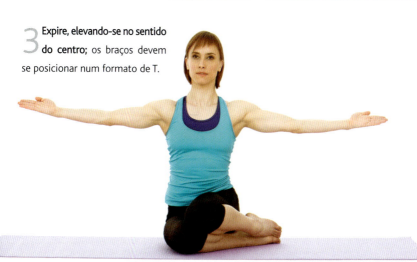

4 **Inspire e abaixe o antebraço direito até o colchonete, com a palma da mão voltada para o teto.** Alongue o braço esquerdo contra a orelha e estenda-se na direção da parede oposta; a parte inferior das costelas deve ser erguida e as costelas superiores deixadas abertas. Expire e, num único movimento, volte à posição inicial

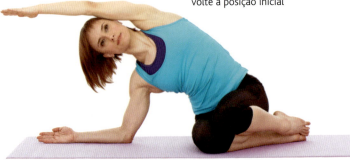

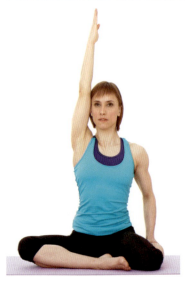

TRANSIÇÃO Para trabalhar o outro lado, ajoelhe-se, estendendo os braços na direção do teto e vire-se; mova os pés rapidamente para o lado oposto e abaixe os quadris, apoiando-os no colchonete. Depois de trabalhar ambos os lados, gire as pernas, colocando-as na parte da frente do colchonete, para executar o exercício Foca.

MODIFICAÇÕES

Para rigidez nos quadris, nos joelhos e para problemas gerais de flexibilidade, separe os joelhos e coloque as pernas no colchonete. Para dor nos joelhos e nos quadris, use o Alongamento Lateral, da série Exercícios com Pesos para os Braços, na p. 358, como substituto.

ERROS COMUNS

- Não se deslocar no plano lateral do movimento – isto é curvar e girar a coluna
- Os braços "flutuam" para todos os lados; eles devem ser vigorosamente pressionados contra as orelhas, sendo alongados a partir da cintura

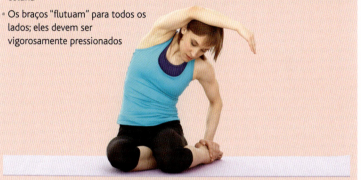

INFORMAÇÕES

NÚMERO DE REPETIÇÕES
2 a 3 de cada lado.

PRECAUÇÕES Para rigidez ou dor nos quadris ou nos joelhos, tente as Modificações ou evite o exercício. Para problemas nos ombros, execute o exercício com cautela.

VISUALIZAÇÃO Mova-se entre duas lâminas de vidro.

PONTOS DE PRECISÃO
- Os olhos se fixam à frente, para que você fique corretamente posicionado.
- O braço é pressionado contra a orelha, em vez de a orelha contra o braço, e mantido nessa posição.
- A cintura permanece elevada o tempo todo.
- As costelas permanecem alinhadas com o corpo na frente, à medida que se abrem nas laterais.

Foca

METAS:
- ✓ Relaxar ao término do trabalho de solo
- ✓ Abrir os quadris de maneira controlada
- ✓ Treinar o centro de força no sentido de controlar o equilíbrio e o movimento

1 **Sente-se junto à extremidade do colchonete, puxe os calcanhares para dentro, na direção das nádegas,** coloque as mãos entre as pernas e passe-as ao redor dos tornozelos. Erga os pés do chão e equilibre-se sobre o cóccix, escavando o centro de força para manter o equilíbrio. Olhe para o umbigo; os cotovelos devem empurrar para fora, enquanto os joelhos empurram para dentro. A coluna deve estar em formato de uma curva C e os ombros, afastados das orelhas. Quando você se sentir estável e equilibrado, mova as pernas a partir dos quadris, batendo um pé no outro 3 vezes.

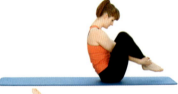

2 **Inspire e use os abdominais para sustentar a curva C,** rolando para atrás, até a base dos ombros. Equilibre-se sobre a parte posterior dos ombros e bata um pé no outro 3 vezes.

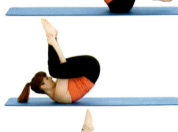

3 **Expire e, de forma controlada, role de volta para cima,** até a posição inicial. Equilibre-se e depois bata um pé no outro 3 vezes.

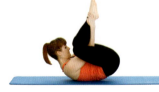

> **TRANSIÇÃO** Após a última repetição solte as mãos, cruze os tornozelos e se mova para a frente, ficando em pé. Você já completou o Programa Intermediário.

MODIFICAÇÕES

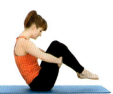

Se os pulsos e os cotovelos estiverem vulneráveis na posição plena, com as mãos ao redor dos tornozelos, coloque, em vez disso, as mãos atrás das coxas. Se a parte inferior das costas estiver rígida, ponha as mãos nessa posição alternativa.

ERROS COMUNS

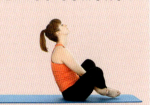

- O queixo se inclina na direção do teto, forçando o pescoço
- Deixar que os joelhos pendam para os lados
- Perda do controle no momento em que você rola, de maneira que a cabeça toca o colchonete durante o rolamento para trás e os pés batem no chão durante o rolamento para a frente

INFORMAÇÕES

NÚMERO DE REPETIÇÕES 6 a 8.

PRECAUÇÕES Se você tiver osteoporose na coluna ou problemas de disco, evite o exercício. Depois de uma substituição de quadril, fique atento ao posicionamento dos quadris ou espere até que eles estejam realmente fortes, antes de fazer este exercício. Para pulsos e cotovelos frágeis, siga as Modificações.

VISUALIZAÇÃO Bata os pés como se você fosse uma foca.

PONTOS DE PRECISÃO
- Mantenha a oposição entre os cotovelos e os joelhos.
- Mantenha o queixo voltado para o peito e os olhos fixos no umbigo.
- Use a respiração para trabalhar com você neste exercício: inspire ao rolar para trás, expire ao rolar para cima.
- No ponto em que você vai rolar sobre os ombros, mantenha o equilíbrio ao bater os pés um no outro.

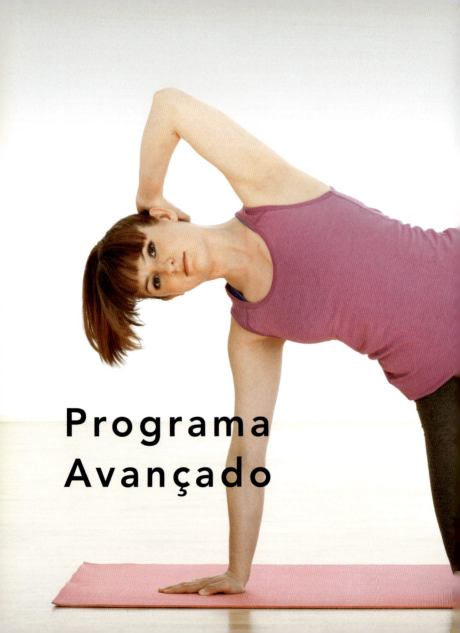

Programa Avançado

O Programa Avançado aumenta muito a exigência de força, resistência e coordenação. Os exercícios se tornam mais complexos, requerendo o uso de posições mais desafiadoras. Você se conscientizará de que os exercícios que fazem parte do Programa para Principiantes e do Programa Intermediário, passam a exigir mais de você, com o objetivo de mantê-lo trabalhando em seu limiar.

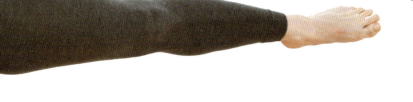

Assegure-se de estar preparado, acrescente um novo movimento de cada vez e lembre-se: nem todos os movimentos são adequados para todas as pessoas – talvez haja alguns movimentos que não sejam convenientes para você.

Os Cem

METAS:
- ✓ Desenvolver as metas do exercício Os Cem, constante do Programa para Principiantes e do Programa Intermediário
- ✓ Treinar o poder do centro de força ainda mais, pelo fato de você abaixar as pernas
- ✓ Usar as outras conexões para sustentar o centro de força: o *wrap* das pernas, e a conexão costelas e escápulas
- ✓ Estimular a circulação sanguínea

1 **Deite-se de costas,** com os braços dos lados do corpo e escave o centro de força.

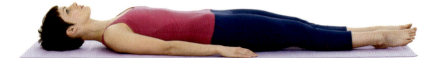

2 **Leve os joelhos na direção do peito, erga a cabeça e alongue as pernas para fora, num ângulo de 45°; os dedos das mãos devem ficar bem esticados na direção da ponta do colchonete.** A escavação deve ser puxada para dentro, para cima e para trás, de modo que a coluna fique em contato com o colchonete, assim como as extremidades das escápulas, e você sinta que as axilas estão conectadas com os quadris! Inspire, contando até 5; depois expire, contando até 5, e bombeie com os braços no ritmo da respiração.

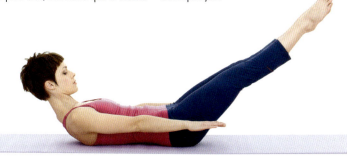

3 **À medida que for se aquecendo, abaixe as pernas na direção do colchonete;** estas são sustentadas por um potente centro de força e pelo *wrap* das pernas. A posição mais avançada é aquela em que os pés ficam na altura dos olhos; contudo, abaixe as pernas somente até a altura que conseguir, enquanto mantém a impressão da coluna.

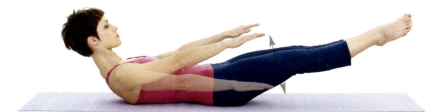

TRANSIÇÃO Leve os joelhos na direção do peito e se alongue sobre o colchonete, preparando-se para o exercício Rolar para Cima.

MODIFICAÇÕES

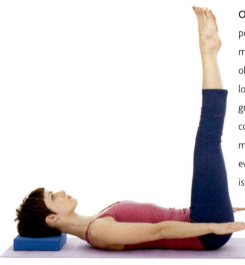

O exercício Os Cem treina a resistência e, por isso, você pode não estar pronto para manter as pernas abaixadas na altura dos olhos – trabalhe no sentido de consegui-lo, desenvolvendo a força e a resistência gradativamente. Para um pescoço frágil, coloque a cabeça sobre um bloco e mantenha as pernas na direção do teto; evite o bombeamento com os braços se isso forçar o pescoço.

ERROS COMUNS

- Perda da conexão dos abdominais superiores, de modo que a cabeça caia para trás e o queixo se projete na direção do teto
- Não sustentar um centro de força potente; desse modo, a coluna não fica alongada sobre o colchonete – isso pode ocorrer se você abaixar muito as pernas, antes de estar forte o suficiente para mantê-las nesse nível
- As mãos "se agitam" quando os dedos são esticados, se os pulsos não estiverem firmes

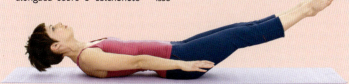

INFORMAÇÃO

NÚMERO DE REPETIÇÕES
100 bombeamentos, 10 respirações.

PRECAUÇÕES Para problemas no pescoço e nas costas, siga o exercício para principiantes, na p. 86: use as Modificações, se necessário.
No caso de ombros com problemas serem perturbados pelo bombeamento dos braços, mantenha-os parados, mas erguidos do colchonete, na altura dos quadris, e estique os dedos.

VISUALIZAÇÃO O corpo se apoia pesadamente sobre o colchonete, como se penetrasse nele.

PONTOS DE PRECISÃO
- Os olhos ficam fixos no centro do corpo para manter a cabeça na posição correta.
- As costelas se achatam no nível da cintura.
- As escápulas "deslizam para dentro dos bolsos de trás".
- Imprima a coluna, da extremidade do cóccix à base das escápulas.
- Contraia as pernas na posição de Pilates e se alongue a partir dos quadris.
- O tronco deve permanecer imóvel e estável enquanto você bombeia com os braços.

Rolar para Cima

METAS:
- ✓ Criar um alongamento dinâmico nos tendões e nos músculos ao longo da parte posterior do corpo
- ✓ Treinar o centro de força, para que este fique forte e ativo durante o movimento da coluna em toda a sua extensão
- ✓ Ensinar a articular as vértebras e a controlar o movimento de vértebras isoladas, usando-se os músculos abdominais

1 **Deite-se no colchonete, fortemente contraído em sua linha central,** com as pernas pressionadas uma contra a outra e os pés flexionados. Estenda os braços acima da cabeça, mantendo os cotovelos junto das orelhas.

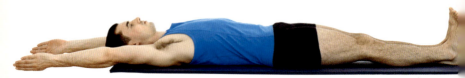

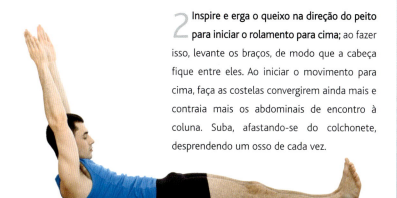

2. **Inspire e erga o queixo na direção do peito para iniciar o rolamento para cima;** ao fazer isso, levante os braços, de modo que a cabeça fique entre eles. Ao iniciar o movimento para cima, faça as costelas convergirem ainda mais e contraia mais os abdominais de encontro à coluna. Suba, afastando-se do colchonete, desprendendo um osso de cada vez.

3. **Expire, estendendo as mãos de modo que ultrapassem os dedos dos pés.** O centro de força deve estar vigorosamente contraído, para cima e para trás, o que manterá os abdominais erguidos a partir das coxas, formando uma curva C, do topo da cabeça ao cóccix. Crie uma sensação de oposição, à medida que os dedos das mãos se esticam para a frente e o centro de força se ergue para cima e para trás, na direção da coluna.

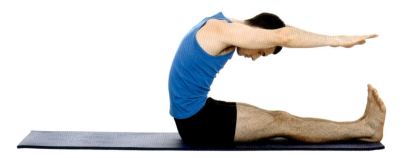

4 **Inspire, usando os abdominais; o cóccix deve ficar sob o corpo para articular a coluna** – inicialmente o sacro, depois a parte inferior das costas e, a seguir a cintura. Expire, enquanto o centro de força controla a descida na direção do colchonete, osso por osso, até que você esteja deitado. Leve os braços acima da cabeça, mas não perca a escavação ou a conexão das costelas na posição alongada. Com a inspiração seguinte, comece novamente, mantendo o movimento fluido – isto ajudará a treinar sua resistência!

> **TRANSIÇÃO** Permaneça deitado no centro do colchonete, preparando-se para o exercício Rolar por Cima do Corpo.

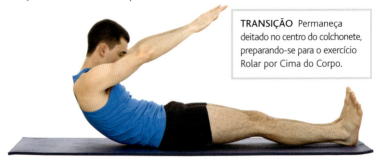

MODIFICAÇÕES

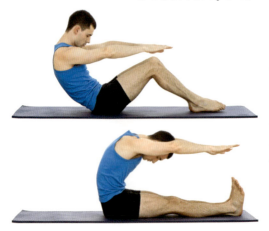

Para rigidez na parte inferior das costas, mantenha os joelhos flexionados quando rolar para cima. Ao estender os braços, alongue as pernas e, depois, flexione-as outra vez para rolar para trás.

ERROS COMUNS

- A coluna se arqueia, as costelas se movem descontroladamente e os abdominais tornam-se salientes
- O queixo se projeta para a frente
- Perda da conexão das pernas com a linha central
- A não articulação da coluna; as costas ficam retas durante o rolamento para baixo
- O uso dos ombros para se lançar para cima e se desprender do colchonete

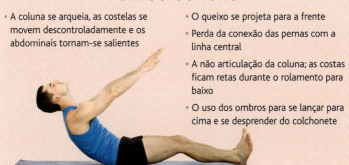

INFORMAÇÃO

NÚMERO DE REPETIÇÕES 5.

PRECAUÇÕES Para rigidez na parte inferior da coluna, use a versão intermediária modificada, apresentada na p. 134. Para dor na parte inferior da coluna, use a versão para principiantes do Rolamento para Baixo, na p. 90, ou evite completamente o exercício. Para problemas de disco, faça o Rolamento para Baixo, da p. 90, com cautela ou evite o exercício.

VISUALIZAÇÃO A coluna é uma roda, que gira para cima e para baixo, num movimento contínuo.

PONTOS DE PRECISÃO
- As pernas são mantidas vigorosamente unidas, dos calcanhares às nádegas.
- Mantenha as pernas firmemente apoiadas no colchonete, estendendo-as e afastando-as de você, quando for rolar para cima e para baixo.
- Ao se inclinar para a frente, alongando-se na direção dos dedos dos pés, não permita que o peito tombe sobre as coxas – mantenha a coluna erguida.
- As costelas e os abdominais devem estar acionados durante todo o movimento; ao levar os braços acima da cabeça, mantenha a conexão costelas/escápulas e a parte posterior das costelas impressa no colchonete.

Rolar por Cima do Corpo

METAS:
- ✓ Alongar os músculos da coluna
- ✓ Articular a coluna
- ✓ Aumentar a flexibilidade da coluna, dos tendões, dos músculos das panturrilhas e dos músculos dos ombros
- ✓ Trabalhar os abdominais inferiores

1 Deite-se no colchonete e pressione as pernas uma contra a outra, **levando-as na direção do teto;** mantenha-as perpendiculares ao chão; os braços devem ficar dos lados do corpo e o pescoço, alongado.

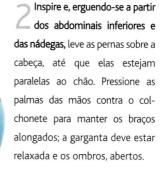

2 **Inspire e, erguendo-se a partir dos abdominais inferiores e das nádegas,** leve as pernas sobre a cabeça, até que elas estejam paralelas ao chão. Pressione as palmas das mãos contra o colchonete para manter os braços alongados; a garganta deve estar relaxada e os ombros, abertos.

3 **Flexione os pés para se alongar a partir dos calcanhares e separe as pernas na largura dos quadris.** A parte posterior do pescoço deve permanecer alongada, uma vez que o peso vai recair sobre a parte de trás dos ombros.

4 **Expire e inicie o rolamento para baixo, pela lenta inversão da articulação de cada um dos ossos da coluna sobre o colchonete.** O centro de força e os glúteos devem controlar a descida, vagarosamente, mantendo as pernas junto do corpo, de modo que elas acompanhem a coluna para baixo, até que o cóccix chegue ao colchonete e as pernas estejam novamente num ângulo de 90°. A seguir, una as pernas e inspire para se erguer outra vez. Após a terceira repetição, mantenha as pernas separadas na largura dos quadris para ir para cima e sobre o corpo; depois, una-as quando elas estiverem acima da sua cabeça e repita 3 vezes. Para progredir em relação ao exercício, leve os pés até o chão quando as pernas estiverem sobre a cabeça e flexione ainda mais os pés. Ao abaixar as pernas até a posição inicial, mova-as um pouco além do ângulo de 90° e mantenha a impressão da coluna, usando o centro de força.

TRANSIÇÃO Na posição inicial, alongue a perna esquerda sobre o colchonete e mantenha a perna direita esticada na direção do teto, através do calcanhar, numa leve posição de Pilates, preparando-se para o exercício Círculos com Uma Perna.

MODIFICAÇÕES

Para problemas nas costas, evite o exercício. Se você apresentar tensão nos tendões e rigidez na parte inferior da coluna, talvez seja necessário evitar este exercício, até que sua flexibilidade tenha melhorado.

ERROS COMUNS

- Deixar que o peso incida sobre o pescoço
- Deixar que a gravidade assuma o controle das pernas, de maneira que estas caiam sobre a cabeça
- Os abdominais ficam salientes quando você abaixa as pernas
- Usar a força para içar as pernas, quando for levá-las sobre a cabeça
- Abaixar a coluna num único bloco
- Os ombros se erguem, de maneira que os cotovelos e os pulsos se dobrem

Rolar por Cima do Corpo

225

INFORMAÇÃO

NÚMERO DE REPETIÇÕES
3 em cada direção.

PRECAUÇÕES Evite o exercício se tiver problemas nas costas e no pescoço. Prossiga com cautela em caso de dificuldades relacionadas com os ombros. Esteja atento à sua própria flexibilidade, uma vez que esta poderá limitar sua capacidade de fazer este exercício sem forçar a coluna, o pescoço ou os ombros.

VISUALIZAÇÃO Esmague uma uva com cada uma das vértebras, ao apoiar os ossos, um por um, novamente no colchonete. Os braços devem estar em contato com o colchonete ao longo de toda a sua extensão.

PONTOS DE PRECISÃO
- O peso deve estar sobre os ombros e não sobre o pescoço.
- Trabalhe no sentido de uma forte linha central, desprendendo e recolocando a coluna ao longo de uma linha imaginária traçada no colchonete.
- As palmas das mãos exercem pressão sobre o colchonete.
- Ao rolar para baixo, estenda-se através dos calcanhares para sentir a oposição entre as pernas e a coluna, com as pernas próximas do corpo.
- Mova-se suavemente e com controle.

Círculos com uma Perna

METAS:
- ✓ Melhorar a flexibilidade dos tendões e da banda iliotibial
- ✓ Ajudar a manter o alinhamento entre o quadril, o joelho, a pelve e a coluna, enquanto a perna é movida
- ✓ Proporcionar um desafio ainda maior à estabilidade do que a versão para principiantes e a versão intermediária, ao fazer um movimento mais amplo da perna, aumentando a dificuldade e a intensidade do exercício
- ✓ Soltar o quadril

1 **Deite-se no colchonete e estenda a perna direita na direção do teto**, virando-a ligeiramente para fora, de modo que ela fique na posição de Pilates. Os dedos dos pés devem estar em linha com o nariz; a perna esquerda permanece estendida sobre o colchonete, firmemente dentro de sua linha central. A coluna deve estar alongada sobre o colchonete.

2 **Inspire e mova a perna direita,** alongando-a, em diagonal sobre o corpo, na direção do ombro oposto; mantenha a estabilidade através de um potente centro de força.

Círculos com uma Perna

227

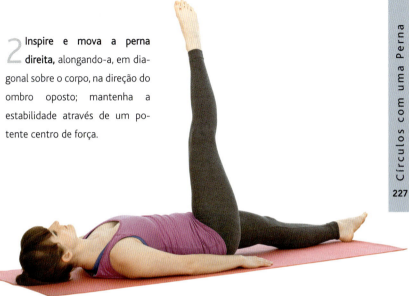

3 **Faça um círculo com a perna para baixo,** continuando a alongá-la.

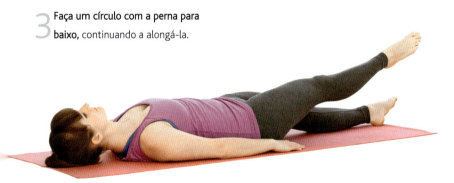

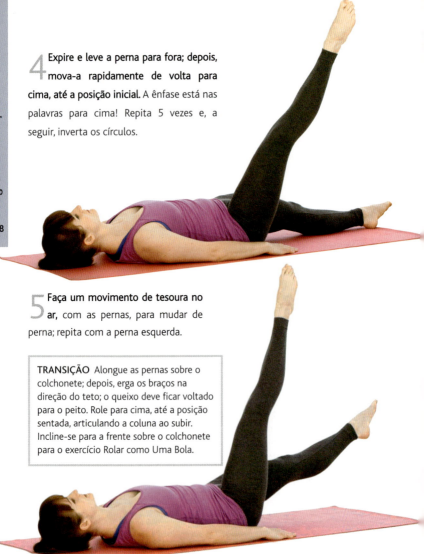

4 Expire e leve a perna para fora; depois, mova-a rapidamente de volta para cima, até a posição inicial. A ênfase está nas palavras para cima! Repita 5 vezes e, a seguir, inverta os círculos.

5 Faça um movimento de tesoura no ar, com as pernas, para mudar de perna; repita com a perna esquerda.

TRANSIÇÃO Alongue as pernas sobre o colchonete; depois, erga os braços na direção do teto; o queixo deve ficar voltado para o peito. Role para cima, até a posição sentada, articulando a coluna ao subir. Incline-se para a frente sobre o colchonete para o exercício Rolar como Uma Bola.

MODIFICAÇÕES

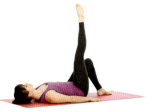

Se você tiver rigidez no pescoço, nos ombros ou nos tendões, ou problemas nas costas ou pescoço, mantenha a outra perna flexionada e o pé apoiado no colchonete. Consulte a versão para principiantes ou a versão intermediária, nas pp. 94 e 136, usando as Modificações, se necessário.

ERROS COMUNS

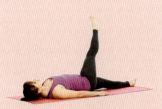

- Perda do alongamento da parte posterior do pescoço e deixar que o queixo se projete na direção do teto
- Não usar o centro de força para estabilizar a coluna e a pelve sobre o colchonete
- Perda do alongamento na perna erguida, de modo que o joelho fique pesado e maleável

INFORMAÇÃO

NÚMERO DE REPETIÇÕES
5 vezes em cada direção e com cada perna.

PRECAUÇÕES Para problemas nas costas, consulte o exercício para principiantes, na p. 94. Se os quadris estalarem, reduza a amplitude do movimento do quadril e contraia a nádega e a parte interna da coxa.

VISUALIZAÇÃO Desenhe um círculo grande e perfeito no ar com os dedos do pé.

PONTOS DE PRECISÃO
- Relaxe e distenda as clavículas para manter o peito aberto.
- Alongue bem uma perna na direção do teto e a outra sobre o colchonete, ao mesmo tempo que se mantém fortemente ancorado no centro.
- A coluna permanece impressa; o movimento da perna não deve fazer com que a coluna e a pelve saiam do lugar.
- Para tornar o exercício mais avançado, crie círculos maiores, conservado, porém, a estabilidade.
- O movimento é dinâmico – mantenha-o em ação!

Rolar como Uma Bola

METAS:
- ✓ Treinar os músculos abdominais quanto à força e ao controle
- ✓ Massagear a coluna e abrir os músculos das costas
- ✓ Ensinar o alinhamento e o movimento com simetria

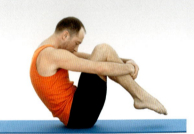

1. **Equilibre-se sobre os ísquios, na extremidade da frente do colchonete,** com os joelhos levemente separados e os pés em ponta de Pilates. Cubra as mãos, uma com a outra, na frente dos tornozelos; cada uma das mãos deve segurar o pulso oposto. Mantenha os calcanhares para dentro, na direção das nádegas. Erga-se a partir do seu centro de força, enquanto leva o queixo na direção do peito e posiciona a testa entre os joelhos. Agora o corpo tem o formato de uma bola!

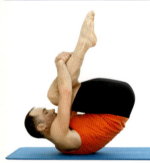

2. **Inspire e, iniciando o movimento a partir dos abdominais,** role para trás, enquanto mantém firmemente o formato de bola e a linha central. Role até a extremidade das escápulas. Expire, contraia os abdominais mais profundamente e role para cima, até o ponto de equilíbrio. Faça uma pausa e encontre equilíbrio sobre o cóccix; depois, inspire e role novamente para trás.

TRANSIÇÃO Na posição de equilíbrio, puxe o joelho direito na direção do corpo, coloque a mão direita sobre a canela direita e a mão esquerda sobre o joelho direito; a seguir distenda a perna esquerda, afastando-a do corpo, com o joelho reto. Role para baixo, sobre o colchonete, mantendo esse formato para o Alongamento de Uma Perna Só.

MODIFICAÇÕES

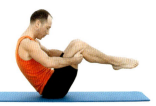

Se você tiver problemas nos joelhos, coloque as mãos atrás das coxas – veja a versão para principiantes, na p. 98.

ERROS COMUNS

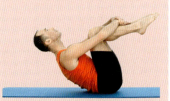

- A cabeça é jogada para trás ao iniciar o rolamento
- Perda da curva C e rolamento com as costas retas
- Perda da conexão entre os calcanhares e as nádegas
- Uso dos bíceps para levar o corpo novamente para cima

INFORMAÇÃO

NÚMERO DE REPETIÇÕES 6 a 8.

PRECAUÇÕES Em caso de osteoporose, evite quaisquer exercícios de rolamento, se você tiver problemas de densidade óssea mais sérios do que osteopenia. Se apresentar uma escoliose, evite o exercício. Para problemas nas costas, tenha cautela; se tiver problemas nos discos da coluna, evite o exercício. Em caso de problemas nos joelhos, coloque as mãos atrás das coxas.

VISUALIZAÇÃO Role como uma moeda, quando esta se move sobre a própria borda.

PONTOS DE PRECISÃO
- Seu corpo deve manter o formato de uma bola.
- Não suba usando os braços – use os abdominais.
- Role somente até a base dos ombros e não até a cabeça e o pescoço.
- A parte inferior das costas deve manter uma curva C durante todo o exercício.
- Mantenha os calcanhares próximos das nádegas, a testa entre os joelhos e os ombros abaixados ao longo das costas.

Rolar como Uma Bola

231

Série de Cinco Abdominais: Alongamento de Uma Perna Só

METAS:
- ✓ Treinar a resistência dos abdominais
- ✓ Treinar muitas conexões simultaneamente: o centro de força, a linha central, costelas/escápulas
- ✓ Desafiar uma maior estabilização do tronco, com o movimento de todos os membros

1. Deite-se no centro do colchonete, com a cabeça erguida, o joelho direito flexionado na direção do corpo e em linha com o ombro direito; a mão direita deve estar sobre o tornozelo e a mão esquerda sobre o joelho direito. A perna esquerda deve ser alongada até a menor distância possível do chão; mantenha a impressão da coluna sobre o colchonete e os abdominais inferiores profundamente escavados.

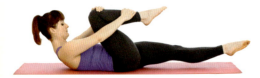

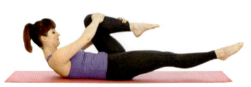

2. Inspire e troque de perna. Puxe a perna esquerda vigorosamente na direção do corpo e alongue a perna direita, mantendo-a paralela ao colchonete ou tão baixa quanto você conseguir. Expire e troque de perna. Estenda-se bem, para puxar com força para dentro! Mova-se num ritmo forte e dinâmico, centralizando o corpo ao longo da linha central.

TRANSIÇÃO Flexione os joelhos na direção do peito e, segurando os tornozelos, mantenha a cabeça elevada, preparando-se para o Alongamento Duplo das Pernas.

MODIFICAÇÕES

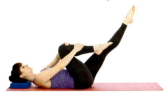

Se você tiver dificuldades com o pescoço ou sentir cansaço nessa região, coloque a cabeça sobre um bloco, consulte a Modificação da versão intermediária, na p. 143, e mantenha a perna que está estendida num ângulo de 45°. Se tiver problemas nos joelhos, coloque as mãos atrás das coxas e evite pressionar a articulação do joelho. Se tiver uma coluna fraca ou vulnerável, consulte a Modificação da versão para principiantes, na p. 103.

ERROS COMUNS

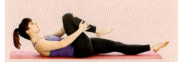

- A perna estendida é mantida abaixo do nível do quadril, fazendo com que os abdominais inferiores percam a escavação, tornando-os protuberantes
- As pernas perdem a conexão com a linha central
- Perda da conexão costelas/escápulas, de modo que os ombros se erguem
- O cóccix perde contato com o colchonete

INFORMAÇÃO

NÚMERO DE REPETIÇÕES 6 a 10.

PRECAUÇÕES Para problemas relacionados com os joelhos, o pescoço e as costas, consulte as Modificações.

VISUALIZAÇÃO A área, do cóccix até à base das escápulas, criou raízes dentro do colchonete. Imagine os calcanhares deslizando sobre uma lâmina imaginária de vidro para se manter na linha central.

PONTOS DE PRECISÃO

- A perna estendida é alongada em nível com o quadril.
- Os abdominais são elevados para criar um centro forte.
- Mantenha as costelas para dentro, as escápulas abaixadas e os cotovelos erguidos, para criar uma forte figura de diamante com os braços.

Série de Cinco Abdominais: Alongamento Duplo das Pernas

> **METAS:**
> ✓ Aumentar, a partir do nível intermediário, o desafio de treinar a força e a resistência dos abdominais
> ✓ Desafiar ainda mais a sensação de oposição em duas direções, a partir de um centro forte
> ✓ Coordenar a respiração entre o centro de força e o movimento

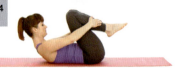

1. **Deite-se no colchonete e use o centro de força para flexionar os joelhos na direção do peito.** Segure os tornozelos, mantendo os joelhos levemente separados. Assegure-se de que o cóccix esteja apoiado no colchonete e a coluna impressa; a cabeça deve estar erguida e os olhos, fixos no umbigo.

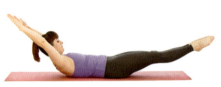

2. **Inspire e distenda bem os membros em direções opostas.** Os braços devem estar na altura das orelhas; as pernas alongadas na posição de Pilates. Mantenha os olhos no umbigo, o centro de força contraído profundamente e a coluna e as costelas firmemente impressas no colchonete.

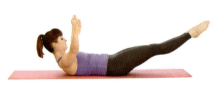

3. **Expire e leve os braços para fora, num movimento circular,** enquanto puxa os joelhos na direção do peito, a partir de um centro forte, abraçando-os ao forçar todo o ar para fora dos pulmões.

TRANSIÇÃO Mova as pernas na direção do teto, segure o tornozelo direito, preparando-se para o Alongamento de Uma Perna Estendida "Tesoura".

MODIFICAÇÕES

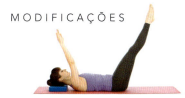

Se você tiver que se esforçar para manter a cabeça erguida, use um bloco sob a mesma e eleve as pernas ainda mais na direção do teto.

ERROS COMUNS

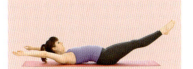

- Perda da conexão entre costelas e escápulas, de modo que as costelas se abrem para fora, os ombros se erguem na direção das orelhas e o queixo se projeta para a frente
- Os abdominais ficam salientes quando os membros são alongados
- O cóccix é contraído

INFORMAÇÃO

NÚMERO DE REPETIÇÕES 6 a 10.

PRECAUÇÕES Para dor nos joelhos, coloque as mãos atrás das coxas, em vez de levá-las até os tornozelos ou as canelas. Para problemas nos ombros, limite a amplitude do movimento, erguendo os braços na direção do teto e levando as mãos somente até os tornozelos. Para problemas nas costas e no pescoço, prossiga com cautela e consulte a versão modificada para principiantes, na p. 106.

VISUALIZAÇÃO Imagine que você está se esticando como um elástico, ao se alongar.

PONTOS DE PRECISÃO
- Mantenha as costelas alinhadas com a frente do corpo e as escápulas abaixadas.
- O centro de força deve ser puxado para dentro e para cima, com o objetivo de manter a impressão da coluna.
- O cóccix deve permanecer colado ao colchonete quando você mover os membros na direção do corpo.
- As pernas são contraídas, à medida que se alongam.

Série de Cinco Abdominais: Alongamento de Uma Perna Estendida "Tesoura"

METAS:
- ✓ Treinar a força e a resistência dos abdominais
- ✓ Desafiar a flexibilidade dos tendões

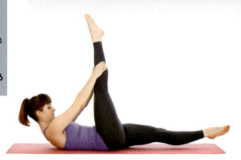

1. Deite-se no colchonete, com as pernas apoiadas no chão; depois, eleve a perna direita e alongue a outra perna. Segure o tornozelo direito com as mãos e puxe-o na direção do corpo com dois rebotes. A coluna deve permanecer alongada sobre o colchonete, do cóccix à base das escápulas. Os cotovelos devem estar estendidos e erguidos, e as costelas e escápulas acionadas.

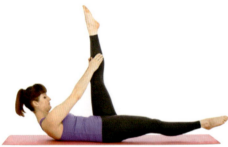

2. Troque de perna com um movimento semelhante ao de uma tesoura, usando dois rebotes. Para tornar o exercício mais avançado, leve a perna para cima com um único rebote. O ritmo deve ser forte e dinâmico – mantenha-se em movimento! Inspire para uma repetição (tesourada com ambas as pernas); expire para a seguinte.

TRANSIÇÃO Leve as pernas na direção do teto e as mãos atrás da cabeça, preparando-se para o Alongamento Duplo com as Pernas Estendidas "Erguimentos Mais Baixos". Se você precisar descansar o pescoço, abaixe a cabeça por alguns instantes.

MODIFICAÇÕES

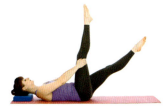

Para tensão nos tendões e falta de flexibilidade, coloque as mãos na perna, de modo que possa manter a impressão da coluna ao flexioná-la na direção do corpo. Diminua a amplitude do movimento das pernas. Para um pescoço fraco, use um bloco sob a cabeça.

ERROS COMUNS

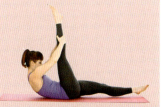

- Os ombros se erguem do colchonete como um todo e, de modo que o corpo fique numa posição curvada
- Perda da energia e do trabalho nas pernas, de modo que os joelhos se dobrem
- O centro de força não estabiliza o tronco, permitindo que este role, enquanto as pernas se movem

INFORMAÇÃO

NÚMERO DE REPETIÇÕES
6 a 10 com cada perna.

PRECAUÇÕES Se você sentir cansaço no pescoço, repouse intermitentemente.

VISUALIZAÇÃO Corte o ar com as lâminas da tesoura, enquanto as pernas se movem.

PONTOS DE PRECISÃO
- A perna de baixo se alonga, ficando firme e mantendo-se na linha central; as pernas permanecem numa posição de Pilates.
- As extremidades das escápulas devem ser mantidas sobre o colchonete; não permita que os ombros percam o contato com o mesmo.
- O formato de caixa é mantido.
- As pernas se movem a partir do centro de força.

Série de Cinco Abdominais: Alongamento Duplo com as Pernas Estendidas "Erguimentos Mais Baixos"

METAS: ✓ Treinar o controle e a potência do centro de força
✓ Desafiar a resistência do centro de força

1. **Deite-se no colchonete, com as pernas apoiadas no chão.** Erga a cabeça e levante as pernas na direção do teto, mantendo a posição de Pilates. Coloque as mãos atrás da cabeça; estas devem estar uma sobre a outra. Mantenha os cotovelos dentro de sua linha de visão e os olhos fixos no centro do corpo. O centro de força deve estar muito ativo e a coluna, firmemente apoiada no colchonete, do cóccix à base das escápulas.

2 **Inspire e abaixe as pernas,** contando até 1.

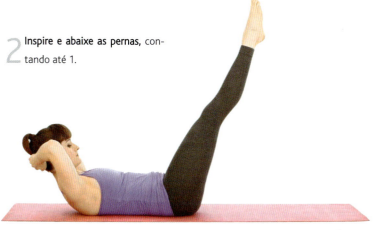

3 **Mantenha a escavação e abaixe ainda mais as pernas**, contando até 2.

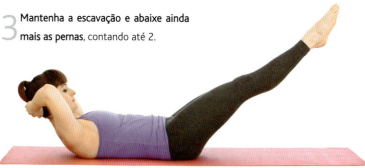

4 **Contando até 3**, mantenha a impressão da coluna e abaixe as pernas o máximo que puder. Expire e deixe que as pernas voltem rapidamente, como se fossem uma mola, para a posição inicial.

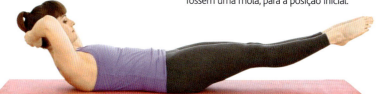

> **TRANSIÇÃO** Flexione o joelho direito na direção do peito e alongue a perna esquerda, em linha com o nariz. As mãos devem estar atrás da cabeça, como preparação para o Movimento Cruzado.

MODIFICAÇÕES

Se o seu centro de força não for suficientemente potente para manter a coluna apoiada no colchonete, enquanto as pernas são abaixadas, ou se os tendões estiverem rígidos, adote uma das seguintes modificações:

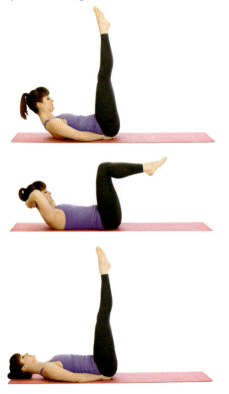

(A) Mantenha a cabeça levantada, forme a figura de um diamante com as mãos e coloque-as sob o cóccix. Diminua o movimento das pernas.

(B) Mantenha a cabeça levantada, colocando as mãos atrás da cabeça; flexione os joelhos, formando um ângulo de 90°, numa posição de tampo de mesa. Abaixe as pernas, levando-as apenas a uma pequena distância do corpo.

(C) Para problemas no pescoço, mantenha a cabeça apoiada no colchonete, forme a figura de um diamante com as mãos e as coloque sob o cóccix.

ERROS COMUNS

- As costelas e o abdome perdem a escavação e ficam protuberantes
- As pernas abaixam excessivamente; com isso, os abdominais não conseguem suportar o peso delas e a coluna se ergue do colchonete
- O cóccix rola para cima, desprendendo-se do colchonete, quando se ergue as pernas

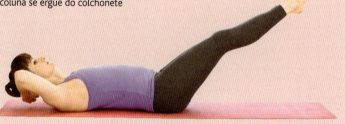

INFORMAÇÃO

NÚMERO DE REPETIÇÕES 6 a 10.

PRECAUÇÕES Se você tiver problemas nas costas, evite o exercício. Para abdominais fracos, prossiga com cautela: use as Modificações ou evite o exercício até estar forte o suficiente. Em caso de problemas no pescoço, use a Modificação C.

VISUALIZAÇÃO Pinte um arco na parede à sua frente com os dedos dos pés.

PONTOS DE PRECISÃO

- A coluna não deve perder o contato com o colchonete em nenhum estágio do exercício.
- O cóccix permanece conectado com o colchonete enquanto as pernas sobem, até estarem numa posição perpendicular, em relação ao solo.
- Os abdominais, e não as mãos, mantêm a cabeça erguida; por isso, os cotovelos devem permanecer bem afastados do corpo.
- As pernas devem estar alongadas e firmes; um *wrap* ao redor das nádegas ajuda a sustentar o centro de força.

Série de Cinco Abdominais: Movimento Cruzado

METAS:
- ✓ Fortalecer e aumentar a resistência dos abdominais
- ✓ Trabalhar especificamente os músculos oblíquos do abdome

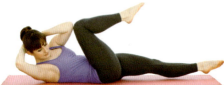

1. Deite-se no colchonete, com as pernas apoiadas no chão e as mãos atrás da cabeça. Inspire e flexione o joelho direito na direção do corpo, de modo que ele fique alinhado com o ombro direito. Erga a parte superior do corpo e faça um movimento de rotação, para que o cotovelo esquerdo e o joelho direito se toquem. Os abdominais devem erguer a parte superior do corpo, de modo que os ombros não tenham contato com o colchonete. O cotovelo direito se move para trás e os olhos o acompanham; o cotovelo deve permanecer afastado do colchonete.

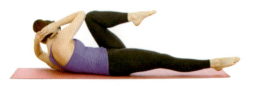

2. Expire, mantenha a parte superior do corpo bem elevada e mude de lado; agora a perna esquerda é flexionada e o joelho esquerdo toca o cotovelo direito. Os olhos devem estar voltados para o cotovelo esquerdo, enquanto este se move para trás.

TRANSIÇÃO Alongue as pernas sobre o colchonete, levando as mãos na direção do teto e role para cima, preparando-se para o Alongamento da Coluna para a Frente.

MODIFICAÇÕES

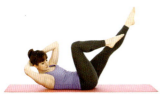

Para costas ou abdominais mais fracos, mova a perna alongada na direção do teto.

ERROS COMUNS

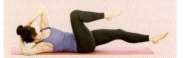

- As mãos puxam o pescoço, os cotovelos caem e os ombros se erguem na direção das orelhas
- Perda do trabalho dos abdominais superiores, de modo que os ombros descem sobre o colchonete quando você muda de lado
- Perda do formato de "caixa" no colchonete, de modo que o tronco balance para todos os lados

INFORMAÇÃO

NÚMERO DE REPETIÇÕES 6 a 10.

PRECAUÇÕES Para pescoços fracos ou para problemas no pescoço, evite o exercício. Devido à rotação exigida por este exercício, prossiga com cuidado em caso de lesões nas costas; talvez seja necessário evitar o exercício.

VISUALIZAÇÃO Os quadris e a coluna, do cóccix à metade superior das costas, afundam em areia molhada.

PONTOS DE PRECISÃO
Há um enorme potencial de trabalho muito mais eficiente, neste exercício, mas se você não se concentrar nos pontos de Precisão não vai sentir seus benefícios; execute-o corretamente e vai colher seus frutos:

- Mantenha um ritmo estável – resista à tentação de se apressar e sustente a elevação para ambos os lados.
- Os abdominais superiores trabalham arduamente para manter os ombros erguidos durante todo o exercício.
- Mantenha a pelve e a parte inferior das costas impressas no colchonete.
- Mantenha o formato de caixa alinhado e trabalhe numa linha central forte, de modo que as pernas permaneçam dentro da moldura.
- Os calcanhares devem ir até o mesmo ponto.

Movimento Cruzado

Alongamento da Coluna para a Frente

METAS:
- ✓ Desenvolver flexibilidade nos tendões
- ✓ Ensinar-lhe como se sentar ereto e se erguer a partir dos quadris
- ✓ Articular a coluna

1 **Sente-se no colchonete, com as pernas retas e separadas, numa distância apenas um pouco maior do que a largura do colchonete.** Use o centro de força e os glúteos para permanecer ereto e se erguer a partir dos quadris. Eleve os braços até a altura dos ombros, mantendo-os paralelos ao chão e afastados um do outro, acompanhando a largura dos ombros; as palmas das mãos devem estar viradas para baixo. À medida que você trabalhar os músculos das nádegas ganhará em altura e terá a sensação de estar sendo erguido e alongado desde o topo da cabeça. Você se sentirá muito ativo, na região do assoalho pélvico, das nádegas e dos músculos abdominais.

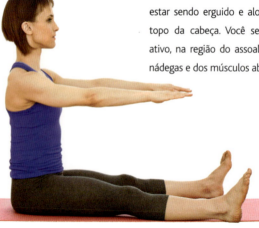

2 **Expire**, leve o queixo na direção do peito e erga os abdominais, enquanto rola a coluna para baixo.

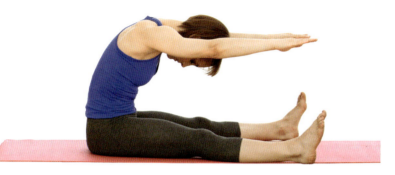

3 **Mova o topo da cabeça na direção do colchonete, para criar o formato de um C maiúsculo;** as costelas inferiores devem ser direcionadas para dentro e para cima, aprofundando a curva. Sinta um grande alongamento quando os dedos se estenderem para a frente e o centro de força elevar a coluna; os dedos dos pés devem estar voltados para o teto e você se alongará a partir dos calcanhares. Expire completamente, inspire, e inverta a articulação, usando os abdominais para rolar para cima, erguendo uma vértebra de cada vez, de modo que você fique ereto na posição sentada, com os ombros sobre os quadris.

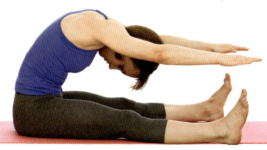

TRANSIÇÃO Erga-se novamente e alongue-se no sentido dos tornozelos, puxando os calcanhares para dentro, na direção do corpo, preparando-se para o exercício Balanço com as Pernas Separadas.

MODIFICAÇÕES

Para problemas de flexibilidade nos tendões ou na parte inferior da coluna, use um bloco para sentar-se ereto, com os ombros alinhados com os quadris; ou flexione levemente os joelhos (ver a versão para principiantes e as Modificações, nas pp. 108-09).

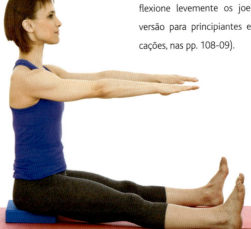

Para dor nos ombros, deslize as mãos pelo colchonete, colocando-as entre as pernas.

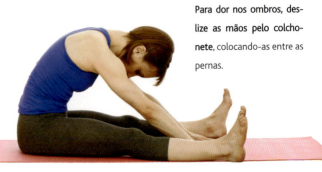

ERROS COMUNS

- Os dedos dos pés e os joelhos rolam para dentro
- Dobrar-se a partir dos quadris, com as costas retas, sem criar uma curva C na coluna
- As palmas das mãos se inclinam na direção do chão e os ombros deslizam para cima na direção das orelhas

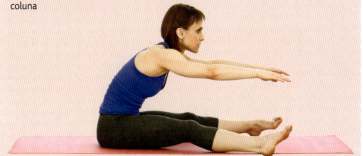

INFORMAÇÃO

NÚMERO DE REPETIÇÕES 5.

PRECAUÇÕES Para problemas na parte inferior das costas e nos ombros, siga as Modificações ou a versão modificada para principiantes, na p. 109.

VISUALIZAÇÃO Crie um grande C maiúsculo; a cabeça deve fazer o trabalho de levar a parte superior do C na direção do colchonete.

PONTOS DE PRECISÃO

- Os dedos dos pés e os joelhos ficam voltados para o teto.
- Arredonde a parte superior da coluna, evitando deixá-la reta.
- Endireite a coluna rolando-a para cima; não suba num único movimento com a coluna reta.
- Mantenha os músculos das nádegas ativos durante todo o exercício para ter a sensação de estar sendo erguido.

Balanço com as Pernas Separadas

METAS:
- ✓ Treinar o centro de força e o corpo, em termos de controle, equilíbrio e coordenação
- ✓ Desenvolver flexibilidade na coluna e nos tendões
- ✓ Massagear a coluna

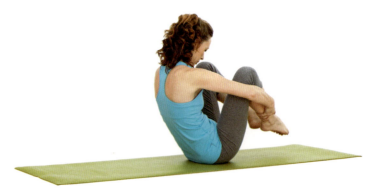

2 Sente-se no colchonete e segure a parte externa dos tornozelos, puxando os calcanhares para dentro. Incline-se para trás e equilibre-se sobre o cóccix, com os joelhos afastados, obedecendo à largura dos ombros; os dedos dos pés não devem estar contraídos.

2 **Alongue as pernas, mantendo a parte posterior do pescoço distendida e o peito erguido.** Este é um equilíbrio desafiador: quando você conseguir chegar a ele, vai sentir que há um pequeno ponto no qual será capaz de mantê-lo; a escavação estará atuando intensamente para elevar e sustentar a coluna e uma energia de oposição se manifestará a partir do topo da cabeça e das pernas.

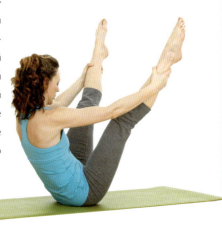

Balanço com as Pernas Separadas

249

3 **Inspire e, com os olhos no umbigo, role para trás, iniciando o rolamento nos abdominais.** Depois, expire e role de volta para cima, contraindo os abdominais. Faça uma pausa e encontre o equilíbrio no alto, com o peito erguido; os olhos devem procurar o horizonte.

MODIFICAÇÕES

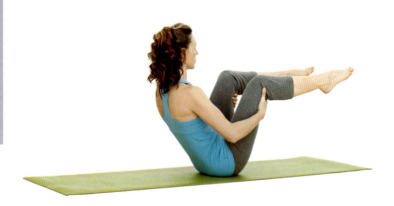

Se houver rigidez nos tendões e problemas gerais de flexibilidade, ajuste a posição das mãos; tenha como meta colocá-las o mais afastadas possível dos tornozelos, de modo que você se aproxime ao máximo do proposto no exercício. Se você tiver tendões muito rígidos, coloque as mãos atrás das coxas e flexione os joelhos, de modo que a parte inferior das pernas fique paralela ao chão, e simplesmente se balance nessa posição.

TRANSIÇÃO Una as pernas, solte as mãos dos tornozelos e, com controle, role o corpo para baixo, afastando-o das pernas, até que as costas estejam apoiadas no colchonete e as pernas fiquem perpendiculares ao teto, preparando-se para o Saca-Rolhas II.

ERROS COMUNS

- O peito desaba, permitindo que o queixo se projete para a frente
- Perda da conexão das escápulas, de modo que elas se elevem na direção das orelhas e se estiquem para a frente
- As pernas abandonam a moldura
- Rolar sobre a cabeça e o pescoço
- Flexão dos joelhos para ajudar no rolamento para cima
- Usar os braços e puxar as pernas para subir

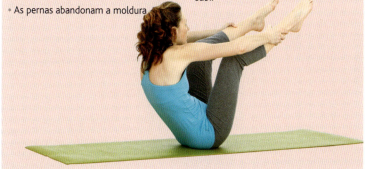

INFORMAÇÃO

NÚMERO DE REPETIÇÕES 6 a 8.

PRECAUÇÕES Se o cóccix estiver dolorido, será excessivamente desconfortável prosseguir. Para lesões de disco e outras lesões recentes na coluna, evite o exercício. Para problemas de flexibilidade ou se você ainda não estiver forte o suficiente para executar o exercício, siga as Modificações.

VISUALIZAÇÃO Role como um skaitista numa rampa semicircular; pause no alto e depois role novamente.

PONTOS DE PRECISÃO
- Na posição de equilíbrio, mantenha os olhos no horizonte e o peito erguido.
- Mantenha os olhos no umbigo.
- A coluna deve permanecer elevada durante todo o exercício, a partir de um centro de força ativo.
- O rolamento deve ocorrer somente sobre os ombros.

Saca-Rolhas II

METAS:
- ✓ Promover a estabilidade do tronco
- ✓ Treinar a força dos abdominais inferiores
- ✓ Ensinar a mover as pernas separadamente, a partir da pelve

1 **Deite-se de costas sobre o colchonete, com as pernas apontando diretamente para o teto, contraídas na linha central.** Os braços devem repousar com as palmas das mãos apoiadas no colchonete e a parte posterior dos ombros deve estar em contato com o colchonete, de modo que o peito permaneça suavemente aberto. Inspire e leve as pernas, como uma unidade, num movimento transversal, para o quadril esquerdo e depois faça um círculo com elas para baixo e para o centro, mantendo a impressão da coluna no colchonete. Expire e complete o círculo, com o centro de força fortemente escavado.

2 **Ao voltar com as pernas para o centro,** desprenda a pelve e suas quatro ou cinco vértebras inferiores do colchonete, erguendo as pernas na direção do teto. Depois, abaixe a coluna com controle, uma vértebra de cada vez. Inverta o círculo e repita o erguimento.

TRANSIÇÃO
Mova as pernas juntas na direção do centro, levante as mãos e sente-se num único movimento para o exercício Serrote.

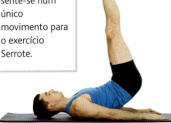

MODIFICAÇÕES

Se você não estiver forte o bastante para executar este exercício, faça o Saca-Rolhas I, da p. 162. Para rigidez nos tendões e costas fracas, siga a Modificação do exercício Saca-Rolhas I, na p. 164.

ERROS COMUNS

- Perda do alongamento da coluna sobre o colchonete, fazendo com que a parte inferior da coluna se erga e o queixo se projete na direção do teto
- Os ombros saltarem para a frente
- Perda da conexão das pernas com a linha central, de modo que um calcanhar se mover na frente do outro
- O peso é suportado pelo pescoço e não pelos ombros e pelo corpo

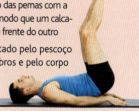

Saca-Rolhas II

253

INFORMAÇÃO

NÚMERO DE REPETIÇÕES
2 a 4 em cada direção.

PRECAUÇÕES Se o pescoço estiver fraco, prossiga com cautela; não permita que o peso seja sustentado pelo pescoço durante o movimento. Para uma lesão recente nas costas, evite o exercício. Se você não estiver forte o suficiente para se erguer, continue a trabalhar com o exercício Saca-Rolhas I, da p. 162, até ser capaz de passar para o nível seguinte.

VISUALIZAÇÃO Use os pés para desenhar um círculo imaginário; depois, erga os pés, de modo que passem pelo centro desse círculo.

PONTOS DE PRECISÃO
- As clavículas permanecem sem tensão e abertas.
- A conexão entre as costelas e os ombros é usada para manter um contato firme com o colchonete.
- As pernas devem se mover como se fossem uma só.
- O rolamento para baixo deve ser controlado, com o pescoço permanecendo alongado e os ombros, apoiados no colchonete.

Serrote

METAS:
- ✓ Treinar o centro de força para erguer a coluna e fazer um movimento de rotação
- ✓ Trabalhar os abdominais oblíquos numa posição sentada

1 **Sente-se ereto no colchonete, com o centro de força e as nádegas ativos,** o que vai erguê-lo a partir dos quadris, e com a coluna alongada. As pernas devem estar estendidas e separadas, numa distância apenas um pouco maior do que a largura do colchonete; os pés devem estar flexionados e os calcanhares alongados na frente do corpo. Erga os braços até a altura dos ombros, abrindo-os para os lados, porém mantenha-os na periferia de sua visão. Quando você estiver corretamente posicionado se sentirá ereto e elevado a partir do seu centro; a energia fluirá em três direções: através do topo da cabeça, dos tornozelos e das pontas dos dedos das mãos.

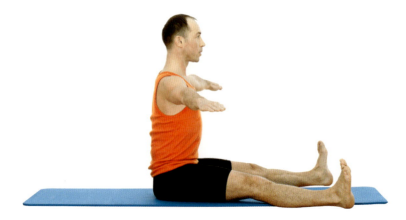

2 **Inspire e erga ainda mais a coluna,** fazendo um movimento de rotação, a partir da cintura, para a direita.

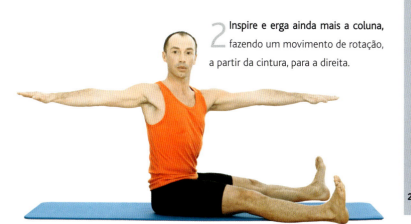

3 **Expire e estique o dedo mínimo da mão esquerda, até que ultrapasse o dedo mínimo do pé direito;** a mão direita deve se alongar para cima e para trás, com a palma apontando para cima. "Serre" com o dedo mínimo da mão, ultrapassando o dedo mínimo do pé, e conte 1,2; a seguir, distenda-se ainda mais, contando 3 e forçando o ar para fora dos pulmões. A torção e o alongamento se originam no seu centro de força; a mão da frente e a trás vão se estender em direções opostas. Repita do outro lado.

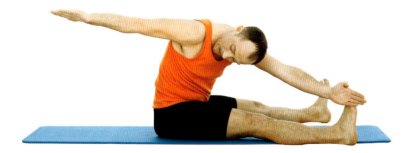

TRANSIÇÃO Os braços e pernas devem ser unidos e levados para o centro do corpo. Depois, role para baixo, sobre a parte da frente do corpo, para o exercício Mergulho do Cisne.

MODIFICAÇÕES

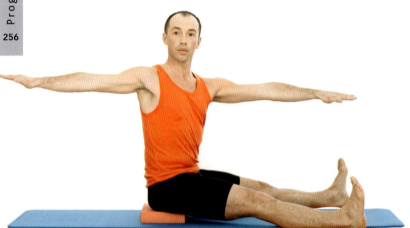

Para rigidez nos tendões e na parte inferior das costas, sente-se sobre um bloco. Para problemas nos ombros e na coluna, consulte a Modificação da versão para principiantes, na p. 112.

ERROS COMUNS

- Perda do trabalho das pernas, de modo que os dedos dos pés e os joelhos rolem para dentro
- Movimento no nível da pelve, fazendo com que os quadris se ergam do colchonete quando você faz o movimento de rotação e se alonga
- Flexão a partir dos quadris, com as costas retas
- Os braços não permanecem em linha com os ombros

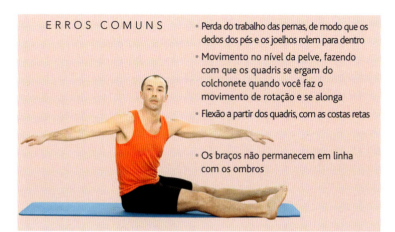

INFORMAÇÃO

NÚMERO DE REPETIÇÕES 3 a 5.

PRECAUÇÕES Para problemas nos ombros, que ficam irritados, devido à combinação de elevação e alongamento, siga a versão modificada para principiantes, na p. 112, ou evite o exercício. Se houver questões relacionadas com a coluna, particularmente problemas de disco, use a versão modificada para principiantes ou evite completamente o exercício, uma vez que ele exige uma combinação de flexão e torção.

VISUALIZAÇÃO "Serre" o dedo mínimo do pé ao fazer o alongamento.

PONTOS DE PRECISÃO

- Os calcanhares devem permanecer nivelados quando você se alongar, ultrapassando o dedo mínimo do pé; se um deles estiver na frente do outro, isto significa que sua pelve se deslocou.
- Os dedos dos pés e os joelhos devem permanecer voltados para o teto.
- A coluna apresenta uma curva C quando você se alonga.
- Cada vez que fizer o movimento de rotação, erga-se mais, a partir dos quadris.
- A mão que se estende para trás tem a palma apontada para cima; os olhos devem seguir o braço de trás.
- Os ombros devem permanecer abaixados.

Preparação para o Mergulho do Cisne e Mergulho do Cisne

METAS: ✓ Alongar e fortalecer a coluna
✓ Trabalhar os abdominais numa posição de alongamento

PREPARAÇÃO PARA O MERGULHO DO CISNE

1 Deite-se de bruços no colchonete, com a testa em contato com o mesmo, as mãos sob os ombros, cotovelos firmemente puxados na direção das costelas e as escápulas ativamente abaixadas. As pernas devem estar unidas, como que por um zíper, na linha central, dos calcanhares às nádegas.

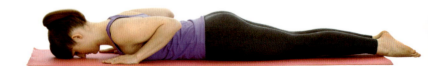

2: **Inspire, contraia os abdominais, erguendo-os,** e alongue a parte superior do corpo, afastando-a do colchonete. Dirija os olhos para o horizonte, com o peito elevado e aberto. É necessário que haja uma pressão igual nas duas mãos; os cotovelos devem comprimir as laterais do corpo.

3: **Expire e, trabalhando com os cotovelos na direção dos lados do corpo, erga as mãos 2,5 cm do colchonete e mergulhe para a frente.** Permaneça firmemente centralizado, com as pernas e a coluna trabalhando intensamente; as pernas devem se erguer na direção do teto; você vai criar um formato de banana durante o mergulho. Inspire, pressionando o colchonete com as mãos, eleve os olhos para o horizonte e mantenha o mesmo formato no espaço. Mergulhe de 3 a 5 vezes, sem parar em nenhuma das extremidades do mergulho.

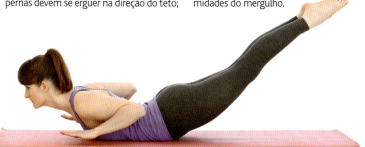

MERGULHO DO CISNE

Se você conseguir realizar a Preparação para o Mergulho do Cisne sem quaisquer reações adversas, estará preparado para o Mergulho do Cisne pleno. Aqueça-se fazendo o exercício Rotação do Pescoço do Cisne, da p. 168 ou erguendo e abaixando a parte superior do corpo de 2 a 3 vezes.

4 Posicione-se da mesma forma que para os passos 1 e 2. Inspire e tire as mãos do colchonete, erga os braços num único movimento para cima, diante do corpo, em linha com as orelhas e com as palmas das mãos voltadas uma para a outra; mergulhe para a frente, enquanto as pernas são erguidas na direção do teto.

5 Expire e mergulhe; para erguer o peito e os braços na direção do teto, mantenha a posição; assim, quando a parte superior do corpo se elevar, as pernas vão se abaixar na direção do colchonete. Mergulhe para trás e para a frente de 3 a 5 vezes: inspire ao mergulhar para a frente, expire para erguer o peito. Mantenha o movimento.

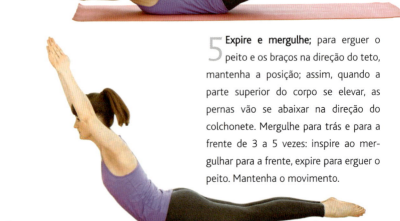

TRANSIÇÃO Deitado no colchonete, com o rosto para baixo, feche as mãos em punhos e puxe os cotovelos vigorosamente para dentro, de modo que eles o sustentem, mas deixe os antebraços levemente erguidos, o que o preparará para o exercício Chutes com Uma Perna.

MODIFICAÇÕES

Este é um exercício muito intenso; se você não estiver preparado para ele, execute a Rotação do Pescoço do Cisne, da p. 168.

ERROS COMUNS

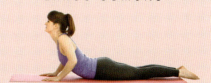

- Perda da conexão com a linha central
- Não se mover a partir do centro de força, o que faz com que o abdome fique saliente e o queixo se projete para a frente
- Usar os braços excessivamente, com os ombros se elevando na direção das orelhas
- Jogar a cabeça para trás e forçar o pescoço
- Sair da posição, de modo que a cabeça se move separadamente em relação ao resto da coluna, como se você fosse um pato bamboleante e não um elegante cisne

INFORMAÇÃO

NÚMERO DE REPETIÇÕES 3 a 5.

PRECAUÇÕES Para lesões nas costas e problemas relacionados, evite o exercício. Para dificuldades que envolvem pulsos, cotovelos, ombros e pescoço, prossiga com cautela. Comece com a Rotação do Pescoço do Cisne, na p. 168, o que lhe dá condições de executar o movimento mais forte da Preparação para o Mergulho do Cisne.

VISUALIZAÇÃO Você está se balançando numa cadeira de balanço: balance para trás e para a frente, formando um arco suave.

PONTOS DE PRECISÃO
- As pernas e as nádegas permanecem ativas.
- É fundamental manter os abdominais ativos o tempo todo, para evitar que a coluna tenha a sensação de estar sendo pinçada.
- Os cotovelos se alongam na direção dos calcanhares, com os ombros acionados.
- Este é um exercício dinâmico – aqui não há um ritmo reduzido; mergulhe para a frente e, a seguir, para cima!

Chutes com Uma Perna

METAS:
- ✓ Alongar a parte anterior das coxas e dos quadris
- ✓ Treinar a estabilidade dos ombros e tonificar a parte posterior dos braços
- ✓ Fortalecer os músculos ao longo da parte posterior do corpo
- ✓ Desafiar o centro de força numa posição de alongamento

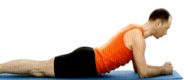

1. **Deite-se de bruços no colchonete, feche as mãos e puxe-as vigorosamente em sua direção,** de modo que você fique apoiado nos antebraços, que devem ser pressionados contra o colchonete. Volte os olhos para o horizonte, com o pescoço alongado e a pelve apoiada no colchonete. As pernas devem estar firmemente unidas, como que fechadas por um zíper, e os ombros, abaixados; o peito deve estar erguido e os abdominais, ativos.

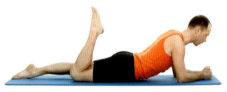

2. **Inspire e dê um chute com o calcanhar direito na direção da nádega direita,** usando dois rebotes: chute-chute.

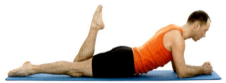

3. **Troque de perna no espaço.** A perna direita deve ser estendida sobre o colchonete, enquanto a esquerda executa os dois rebotes: chute-chute. Expire e repita.

TRANSIÇÃO Deite-se de bruços no colchonete; vire a cabeça para a direita e junte as mãos atrás das costas; preparando-se para o exercício Chutes com as Duas Pernas.

MODIFICAÇÕES

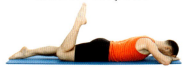

Crie a figura de um diamante com as mãos, coloque a testa sobre o diamante e siga as instruções acima, com a cabeça para baixo.

ERROS COMUNS

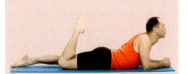

- O peito afunda, o queixo se projeta para fora e as escápulas saltam
- A parte inferior das costas desaba e o estômago cai sobre o colchonete
- A pelve se desprende do colchonete ou oscila para todos os lados

Chutes com Uma Perna

263

INFORMAÇÃO

NÚMERO DE REPETIÇÕES
3 a 5 com cada perna

PRECAUÇÕES Para problemas na parte inferior das costas, abdominais fracos ou rigidez nos quadris/quadríceps, siga as Modificações. Para dificuldades relacionadas com os joelhos, evite o exercício ou limite a amplitude de movimento e diminua o ritmo, para que o movimento não provoque dor.

VISUALIZAÇÃO A cabeça é leve como um balão de hélio e mantém o resto da coluna elevada.

PONTOS DE PRECISÃO
- Os antebraços são pressionados contra o colchonete, com um centro de força potente, para manter a coluna erguida e alongada.
- Os cotovelos são posicionados sob os ombros.
- Os calcanhares chutam na direção do centro das nádegas.
- As pernas apresentam uma conexão com a linha central e a pelve é firmemente apoiada no colchonete.
- O exercício tem um padrão dinâmico de chute-chute-troca de perna.

Chutes com as Duas Pernas

METAS:
- ✓ Abrir a parte anterior do peito
- ✓ Trazer flexibilidade à coluna e aos ombros
- ✓ Fortalecer os músculos ao longo da parte posterior do corpo
- ✓ Desafiar o centro de força numa posição de alongamento

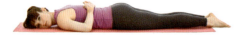

1. **Deite-se de bruços, com a cabeça virada para a esquerda.** Coloque as mãos uma sobre a outra bem no alto das costas; as palmas das mãos devem estar voltadas para o teto e os cotovelos apoiados no colchonete. As pernas devem estar vigorosamente unidas na linha central, o centro de força contraído, e a pelve pressionada contra o colchonete.

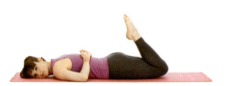

2. **Inspire e chute rapidamente com ambas as pernas na direção das nádegas,** 3 vezes.

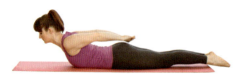

3. **Estique as pernas sobre o colchonete.** Expire, enquanto as mãos se erguem e se alongam na direção dos calcanhares, puxando a parte superior do corpo para cima; os olhos devem estar fixos no horizonte e o peito, aberto. Distenda-se, contando até 3. A seguir, vire a cabeça para a direita e abaixe a parte superior do corpo até apoiá-la no colchonete. Repita; inspire ao chutar, expire ao se erguer.

TRANSIÇÃO Empurre as nádegas sobre os calcanhares, assumindo a Posição de Repouso (ver p. 170). Coloque as palmas das mãos de um lado, erga os quadris de lado e role sobre as costas, preparando-se para o Alongamento do Pescoço.

MODIFICAÇÕES

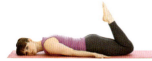

Para rigidez nos ombros, trabalhe com os braços dos lados do corpo, mantendo as palmas das mãos para baixo.

ERROS COMUNS

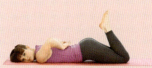

- Durante os chutes com as pernas, a pelve salta, afastando-se do colchonete, e os cotovelos se levantam
- As pernas perdem a conexão com a linha central
- As pernas se levantam, juntamente com a parte superior do corpo, causando uma compressão na parte inferior das costas

INFORMAÇÃO

NÚMERO DE REPETIÇÕES
2 a 3 séries.

PRECAUÇÕES Para problemas nas costas e nos ombros, evite o exercício. Para problemas nos joelhos, prossiga com cautela – evite o exercício ou diminua a amplitude do movimento.

VISUALIZAÇÃO Quando você se erguer, imagine que deu um impulso no fundo do mar e está rompendo a superfície da água para ver a luz.

PONTOS DE PRECISÃO
- A pelve e os quadris devem permanecer firmemente apoiados no colchonete, enquanto os calcanhares chutam.
- As pernas são mantidas tão firmemente em conexão com a linha central que seria impossível separá-las.
- As pernas devem continuar apoiadas no colchonete quando você erguer a parte superior do corpo.
- Quando você se erguer, o pescoço é alongado e os olhos fixam o horizonte; o peito permanece aberto.
- A cabeça é virada só após você contar até 3, e antes de tocar o colchonete.
- Há um ritmo dinâmico em relação ao exercício, com três rebotes para o chute e três rebotes para o erguimento.

Alongamento do Pescoço

> METAS:
> - ✓ Fortalecer os abdominais nas posições contraída e alongada
> - ✓ Trazer flexibilidade à coluna e aos tendões
> - ✓ Promover a articulação da coluna

1. Deite-se de costas, com as mãos atrás da cabeça; uma das mãos forma uma concavidade que protegerá a parte posterior do crânio e a outra o sustentará mais abaixo, no pescoço; elas vão trabalhar juntas para manter a parte posterior do pescoço alongada e não para colocar pressão sobre o mesmo. Os pés devem estar separados, obedecendo à largura dos quadris, e flexionados, de modo que os dedos dos pés sejam puxados fortemente na direção do nariz; o centro de força deve escavar o estômago e as pernas permanecem, ativas – com a energia fluindo a partir dos calcanhares, em oposição à energia do centro de força, que está alongando o tronco – a coluna deve ficar impressa no colchonete.

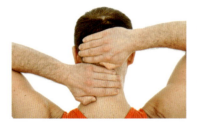

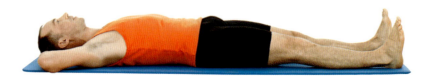

2. **Inspire e inicie o rolamento para cima, com o queixo voltado para o peito; erga as costelas sobre o abdome e mantenha o centro de força profundamente contraído, criando uma curva C na coluna.** As pernas devem estar afundadas no colchonete e os calcanhares alongados à frente. Os cotovelos devem permanecer esticados. Expire e aprofunde a curva C, à medida que a coluna, erguida, for levando a parte superior do corpo sobre as pernas.

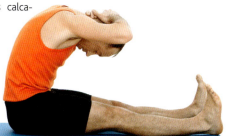

3. **Inspire para articular a coluna, a partir da base,** e sente-se ereto, a partir dos quadris. Comprima as nádegas e volte para trás, a partir dos quadris, com a coluna alongada.

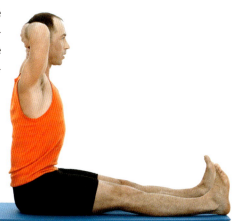

4. **Expire, puxando o cóccix para a frente,** na direção dos calcanhares, e role a coluna até o colchonete; abaixe as vértebras, uma de cada vez, criando um espaço entre elas.

> **TRANSIÇÃO** Deite-se de costas, com os braços dos lados do corpo e as pernas na direção do teto, formando um ângulo de 90°, preparando-se para o exercício Tesoura (Apoio sobre os Ombros).

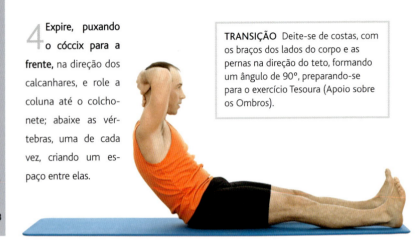

MODIFICAÇÕES

Se você tiver dificuldade para articular a coluna, devido a uma rigidez ou fraqueza dos abdominais, flexione levemente os joelhos ao rolar para cima; use as mãos para conduzir as coxas e, quando se flexionar para a frente, estique as pernas; depois, flexione os joelhos levemente outra vez, no momento de rolar a coluna de volta para baixo.

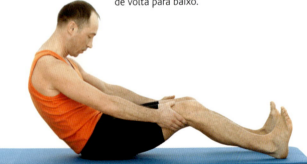

ERROS COMUNS

- As pernas se erguem quando você rola para cima e para baixo
- Os cotovelos desabam para dentro e você puxa o pescoço com as mãos; o queixo se projeta para a frente
- Usar de um impulso para se desprender do colchonete

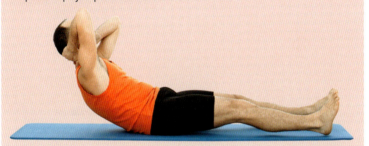

Alongamento do Pescoço

INFORMAÇÃO

NÚMERO DE REPETIÇÕES 3 a 5.

PRECAUÇÕES Para problemas nas costas e no pescoço, prossiga com cautela; se tiver dúvida, evite o exercício – ele exige grande força e controle para ser executado corretamente. Se você tiver dificuldade para articular a coluna, use as Modificações.

VISUALIZAÇÃO As pernas dão a sensação de estarem coladas ao colchonete; elas não podem se mover.

PONTOS DE PRECISÃO

- O alongamento, a partir dos calcanhares, na direção da parede oposta mantém as pernas apoiadas no colchonete.
- Embora as pernas estejam separadas numa largura equivalente à dos quadris, a linha central deve ser mantida firme e as nádegas, ativas.
- Os cotovelos permanecem distendidos; alongue-os na direção da parede oposta.
- Os lados do tronco permanecem alongados.

Tesoura (Apoio sobre os Ombros)

METAS:
- ✓ Abrir os quadris para o alongamento dos quadríceps e dos flexores dos quadris
- ✓ Treinar a potência do centro de força numa posição invertida

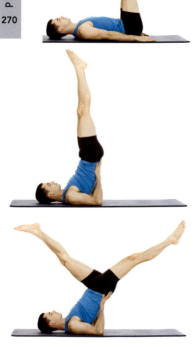

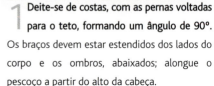

1. **Deite-se de costas, com as pernas voltadas para o teto, formando um ângulo de 90°.** Os braços devem estar estendidos dos lados do corpo e os ombros, abaixados; alongue o pescoço a partir do alto da cabeça.

2. **Num único movimento suave, levante as pernas e os quadris na direção do teto e coloque as mãos na parte inferior da coluna;** os cotovelos devem estar em linha com os ombros. Use a elevação dos quadris e o centro de força para impedir que você afunde sobre a parte inferior das costas e sobre as mãos.

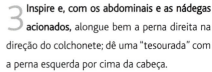

3. **Inspire e, com os abdominais e as nádegas acionados,** alongue bem a perna direita na direção do colchonete; dê uma "tesourada" com a perna esquerda por cima da cabeça.

4. Expire e dê uma "tesourada" com as pernas para mudar de posição, alongando-as em direções opostas, numa posição de "abertura total de pernas" no ar. Se você conseguir permanecer estável, dê dois rebotes quando afastar as pernas em oposição uma com a outra.

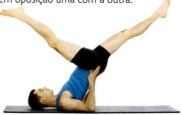

TRANSIÇÃO Permaneça com as pernas no ar; as mãos continuam a apoiar as costas, preparando-o para o exercício Bicicletas (Apoio sobre os Ombros).

ERROS COMUNS

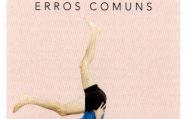

- As pernas saem da moldura
- Afundar sobre a parte inferior das costas
- Deixar que a gravidade abaixe as pernas, levando-as a tombar por cima da cabeça
- Permitir que o peso se concentre no pescoço – mantenha-o erguido
- Deslocamento da pelve, enquanto as pernas se movem

INFORMAÇÃO

NÚMERO DE REPETIÇÕES
3 com cada perna.

PRECAUÇÕES Para problemas na coluna, pescoço, ombros ou pulsos, evite o exercício. Se você tiver dificuldade para suportar peso nos ombros, pulsos e cotovelos, prossiga com cautela.

VISUALIZAÇÃO As pernas se movem como as lâminas de uma tesoura.

PONTOS DE PRECISÃO
- As pernas permanecem alongadas – não permita que os joelhos se dobrem.
- A moldura é mantida e as pernas fazem o movimento de tesoura ao longo da linha central.
- Os quadris e o centro de força permanecem elevados o tempo todo.
- A ênfase deve estar na perna que se alonga na direção do colchonete.

Bicicletas (Apoio sobre os Ombros)

METAS:
- ✓ Abrir os quadris para alongar os quadríceps e os flexores dos quadris
- ✓ Treinar a potência do centro de força numa posição invertida
- ✓ Melhorar a coordenação das pernas, as quais, por sua vez, desafiam ainda mais a sua estabilidade

1. **Deite-se de costas, com as pernas e os quadris esticados na direção do teto e sustentados pelas mãos**, que são colocadas na parte inferior das costas; os cotovelos devem estar alinhados com os ombros. As pernas assumem a posição de Pilates e são alongadas na direção do teto. Talvez você precise ajustar a posição das mãos, para ajudar a sustentar os quadris.

2 **Respirando naturalmente, alongue a perna direita na direção do colchonete;** depois, mova a perna esquerda para o teto e, a seguir, sobre a cabeça. Enquanto a perna direita é distendida, flexione o joelho e traga o calcanhar para dentro, na direção da nádega direita, à medida que a perna esquerda é fortemente alongada.

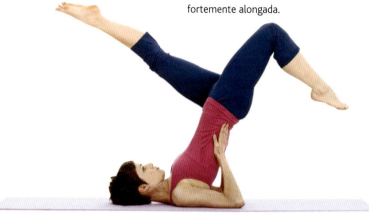

3 Comece a puxar o joelho direito na direção do peito.

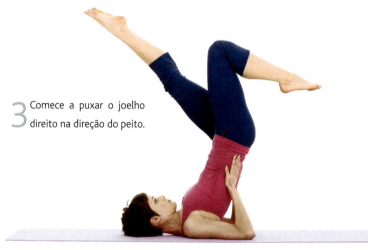

4 Continue a puxar o joelho direito ainda mais para dentro e mova a perna esquerda, em linha reta, novamente na direção do teto.

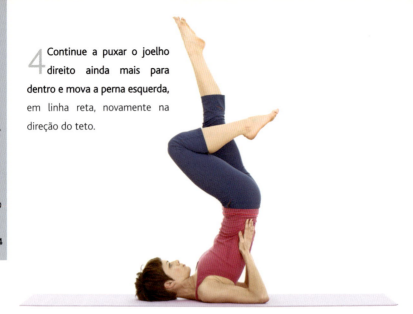

5 Alongue a perna esquerda na direção do colchonete e complete o movimento de bicicleta com a perna oposta.

Pedale suavemente durante 3 repetições; depois, inverta, pedalando para trás.

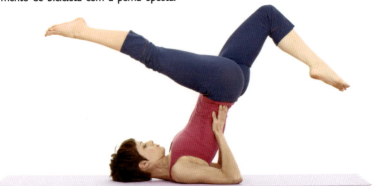

TRANSIÇÃO Flexione os joelhos, levando-os na direção do peito, e role a coluna sobre o colchonete com controle, preparando-se para a Ponte de Ombros. Se desejar uma transição mais avançada e desafiadora, mantenha as mãos na parte inferior das costas e depois abaixe os pés na direção do colchonete; ajuste as mãos de modo que a saliência lateral das palmas fique sob os quadris e os dedos envolvam a parte anterior do corpo.

MODIFICAÇÕES

Nenhuma. Este é um movimento muito desafiador e, por isso, evite-o se for necessário, concentrando-se, em vez disso, na Preparação para a Ponte de Ombros, da p. 172.

ERROS COMUNS

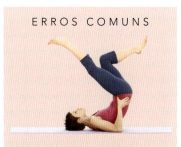

- Afundar sobre a parte inferior da coluna
- Perda do controle do movimento das pernas, fazendo com que a parte inferior das costas fique arqueada
- Permitir que o peso recaia sobre o pescoço – mantenha-o elevado.
- A pelve e o tronco se deslocam ou fazem um movimento de rotação quando as pernas se movem

INFORMAÇÃO

NÚMERO DE REPETIÇÕES
3 séries em cada direção.

PRECAUÇÕES Em caso de problemas nas costas, no pescoço, nos ombros ou nos pulsos, evite o exercício. Se você tiver dificuldade para suportar peso nos ombros, pulsos e cotovelos, prossiga com cautela.

VISUALIZAÇÃO Imagine que você está pedalando em meio a um grosso melado.

PONTOS DE PRECISÃO
- O movimento de bicicleta deve ser suave, lento e preciso, e composto dos maiores círculos que você conseguir fazer.
- A ênfase está na perna que se alonga na direção do colchonete; abaixe-a o máximo que puder para abrir o quadril e depois puxe o calcanhar na direção da nádega. Contraia o centro de força para manter a coluna elevada e o tronco estável, enquanto as pernas se movem.

Ponte de Ombros

METAS:
- ✓ Treinar o controle e a estabilidade da pelve e da parte inferior do tronco
- ✓ Fortalecer o centro de força, os glúteos e os tendões
- ✓ Abrir os quadris e alongar os flexores dos quadris
- ✓ Desafiar o centro de força, fazendo-o trabalhar numa posição diferente e quando o corpo está alongado

1 **Deite-se no colchonete com os joelhos flexionados,** separados na largura dos quadris, com as pernas paralelas uma à outra.

2 **Empurre os quadris na direção do teto, contraindo as nádegas,** para criar uma posição de ponte; coloque as mãos, que devem formar uma concavidade sob os quadris, com os polegares e os demais dedos em torno da parte anterior do corpo; os cotovelos devem estar contraídos e posicionados sob as mãos.

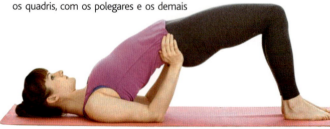

3 **Alongue a perna direita, tirando-a do colchonete,** mantendo as coxas ainda paralelas entre si; a pelve deve permanecer nivelada, enquanto você cria uma longa linha, do dedão do pé ao ombro.

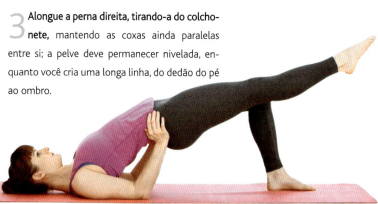

4 **Inspire e dê um chute com a perna direita na direção do teto;** tenha em mente que a perna deve ficar perpendicular ao chão, sem perder o alinhamento.

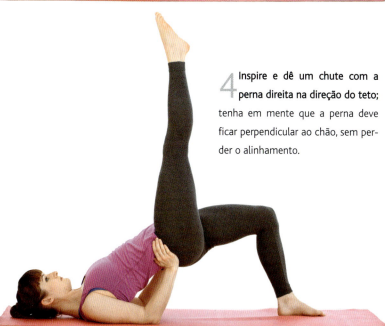

5 **Flexione o pé, expire e alongue bem a perna direita,** a partir do quadril, até que ela fique alinhada com a perna esquerda.

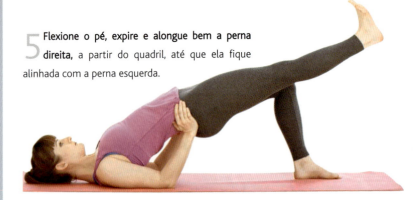

6 **Se você conseguir manter a pelve e o tronco estáveis,** pode tornar o exercício mais avançado, abaixando a perna direita até um limite ainda inferior, para que ela fique paralela ao colchonete, enquanto aumenta o alongamento. Chute 3 vezes e depois troque de perna.

TRANSIÇÃO Remova as mãos dos quadris e role a coluna para baixo, encostando-a no colchonete. Alongue as pernas e erga-se até a posição sentada, preparando-se para a Rotação da Coluna.

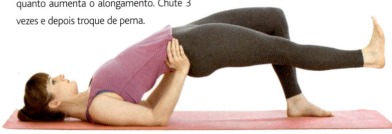

MODIFICAÇÕES

Se os pulsos ou cotovelos não forem fortes o bastante para suportar peso, deixe os braços dos lados do corpo, apoiados no colchonete, como na va-

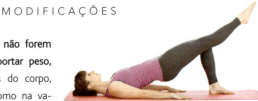

riação intermediária Preparação para a Ponte de Ombros, da p. 172. Mantenha a pelve alinhada e o formato de caixa. Se a coluna não tiver uma reação favorável a uma elevação suficiente para repousar os quadris nas suas mãos, use a Modificação na p. 278.

ERROS COMUNS

- Perda do formato de caixa e da linha central
- Perda da conexão entre o centro de força e as costelas quando os quadris são erguidos
- Perda do alinhamento dos quadris quando a perna é erguida
- O peito e o pescoço afundam, causando tensão no pescoço

INFORMAÇÃO

NÚMERO DE REPETIÇÕES

3 elevações com cada perna.

PRECAUÇÕES Para problemas nas costas, no pescoço, nos ombros ou nos pulsos, evite o exercício ou use a versão Intermediária, na p. 174. Se você tiver dificuldade para suportar peso nos ombros, pulsos e cotovelos, prossiga com cautela e use a versão intermediária, na p. 174.

VISUALIZAÇÃO Um balão de hélio amarrado nos quadris os mantém elevados quando você alonga a perna. Esta se distende, longa e firme, como um limpador de para-brisa.

PONTOS DE PRECISÃO

- Os ombros permanecem abertos e o pescoço, alongado.
- O movimento é realizado ao longo da linha central; mantenha o formato de caixa.
- O centro de força e as costelas permanecem acionados.
- A pelve permanece nivelada quando a perna é erguida.
- O centro de força ancora a pelve, enquanto a perna se movimenta livremente.
- Existe uma dinâmica: os chutes são dados com energia, mas com controle; alongue-se fortemente a partir do quadril.

Rotação da Coluna

METAS:
- ✓ Treinar o centro de força para erguer a coluna, em oposição à gravidade
- ✓ Desenvolver flexibilidade nos tendões
- ✓ Melhorar a rotação da coluna

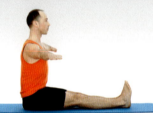

1. **Sente-se no meio do colchonete, com as pernas alongadas e pressionadas uma contra a outra,** os pés flexionados, e os braços, estendidos em direções opostas – porém as mãos devem estar na periferia de sua visão. Mantenha-se ereto sobre os ísquios, erguendo-se a partir dos quadris.

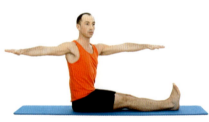

2. **Inspire, sente-se ainda mais ereto, a partir dos quadris,** e, ao expirar, para girar para a direita, gire novamente. A pelve deve permanecer fixa no colchonete e os braços, em linha com os ombros.

3. **Inspire e volte para o centro, ficando ainda mais ereto desde o topo da cabeça,** com as pernas firmemente unidas e as nádegas ativadas. Expire e faça um movimento de rotação, duas vezes, para a esquerda.

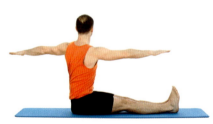

TRANSIÇÃO Role para trás, apoiando-se sobre o colchonete, e erga as pernas na direção do teto, com os braços dos lados do corpo, preparado-se para o exercício Canivete.

MODIFICAÇÕES

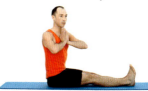

Para problemas nos ombros, exclua os braços do exercício, juntando as mãos numa posição de prece, e mantenha o nariz alinhado com as mãos. Para rigidez nos tendões ou na parte inferior da coluna, sente-se sobre um bloco para conseguir a elevação a partir dos quadris.

ERROS COMUNS

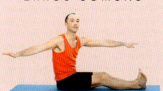

- Tombar para trás, sobre os ossos dos quadris, na posição sentada
- Os braços oscilam para todos os lados em vez de se mover como uma unidade, juntamente com o corpo
- As pernas deslizam para a frente, uma em relação à outra
- Os ombros se erguem na direção das orelhas

INFORMAÇÃO

NÚMERO DE REPETIÇÕES

3 de cada lado.

PRECAUÇÕES Para problemas nos ombros, use as Modificações. Para pequenas lesões nas costas e dificuldades com a flexibilidade, prossiga com cautela. Para lesões agudas da coluna ou problemas de disco, evite o exercício.

VISUALIZAÇÃO Force o ar para fora dos pulmões, como se estivesse espremendo uma esponja para tirar toda a água acumulada nela.

PONTOS DE PRECISÃO

- A torção se origina na cintura e não nos braços.
- A coluna permanece erguida e alongada.
- Os braços e os ombros permanecem alinhados, formando uma longa linha; os braços são conduzidos, durante a rotação, pelo movimento do corpo.
- Os olhos fitam atrás de você enquanto você faz o movimento de rotação, para aprofundar o alongamento.
- A pressão é dirigida para fora e exercida pelos calcanhares – estique-os na direção da parede à sua frente.

Canivete

METAS:
- ✓ Trazer flexibilidade aos músculos da coluna
- ✓ Treinar a articulação inversa da coluna
- ✓ Treinar a potência do centro de força, usando-a para abaixar o corpo a partir de uma posição invertida
- ✓ Desenvolver a força dos quadris

1 **Deite-se de costas, com as pernas voltadas para o teto,** na posição de Pilates; os braços são colocados dos lados do corpo e fortemente alongados; a coluna deve estar alongada, do alto da cabeça ao cóccix.

2 **Inspire e erga os quadris, contraindo o centro de força,** para fazer um movimento de canivete com as pernas por cima da cabeça; o objetivo é levar os pés sobre os olhos; as pernas devem ficar na diagonal.

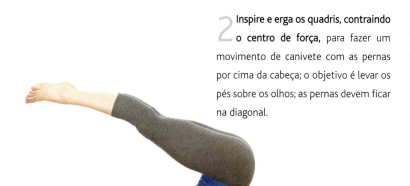

3 **Empurre as pernas ainda mais sobre a cabeça, abaixando-as no máximo até que fiquem paralelas ao colchonete.** Os braços devem permanecer pressionados contra o colchonete e o pescoço, alongado.

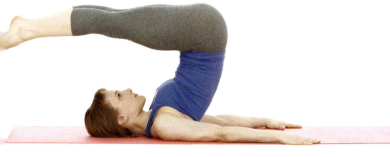

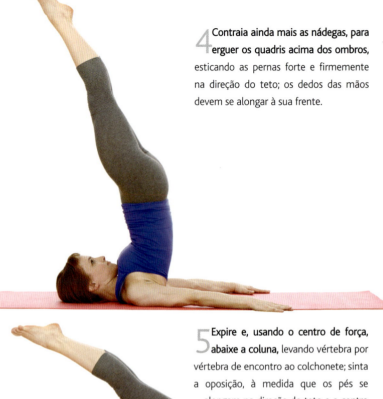

4 Contraia ainda mais as nádegas, para erguer os quadris acima dos ombros, esticando as pernas forte e firmemente na direção do teto; os dedos das mãos devem se alongar à sua frente.

5 Expire e, usando o centro de força, abaixe a coluna, levando vértebra por vértebra de encontro ao colchonete; sinta a oposição, à medida que os pés se alongam na direção do teto e o centro de força controla sua descida, até o cóccix encostar suavemente no colchonete e as pernas se encontrarem novamente num ângulo de 90°. Inspire para erguer as pernas outra vez.

Para tornar este exercício mais avançado, evite mover as pernas por cima da cabeça, paralelas ao chão; em vez disso, leve-as, com um impulso, na direção do teto, formando uma linha forte e longa. Quando o cóccix tocar o colchonete e as pernas chegarem a um ângulo de 90°, alongue-as ainda mais, até um ângulo de 45° antes de erguê-las novamente sobre a cabeça.

TRANSIÇÃO Abaixe as pernas até o colchonete e leve o braço direito sobre a cabeça para rolar sobre o seu lado direito, preparando-se para a Série de Pontapés Laterais: Para a Frente e Para Trás.

ERROS COMUNS

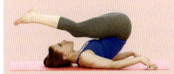

- Jogar as pernas sobre a cabeça e abaixá-las além do limite proposto
- Permitir que o peso recaia sobre o pescoço
- Afundar sobre o pescoço e a coluna, em vez de abaixar o corpo com controle

INFORMAÇÃO

NÚMERO DE REPETIÇÕES 3.

PRECAUÇÕES Para problemas nas costas, no pescoço e nos ombros, evite o exercício.

VISUALIZAÇÃO As pernas saltam para o teto, como se fossem acionadas por uma mola. Quando você abaixar o corpo, imagine que está empurrando os calcanhares na direção das mãos, em concha, de outra pessoa, com o propósito de manter os quadris voltados para a frente.

PONTOS DE PRECISÃO
- Os braços trabalham com energia o tempo todo e permanecem alongados; os dedos ficam estendidos para a frente durante todo o exercício.
- O peso é sustentando pelos ombros e não pelo pescoço.
- O centro de força e os quadris são usados para gerar o movimento.
- As pernas permanecem ativas, na posição de Pilates.
- Quando as pernas estão voltadas para o teto, uma longa linha é criada ao longo do tronco, dos quadris e dos joelhos.
- Os pés devem permanecer sobre os olhos quando você abaixar o corpo.

Série de Pontapés Laterais: Para a Frente e Para Trás

METAS:
- ✓ Tonificar, alongar e fortalecer as pernas, os quadris e os abdominais
- ✓ Criar um alongamento nos tendões
- ✓ Desafiar ainda mais a estabilidade e o equilíbrio, à medida que o movimento da perna progride no exercício avançado

1 **Deite-se de lado, em alinhamento com a margem posterior do colchonete.** Apoie-se no cotovelo e leve a mão correspondente para a parte posterior da cabeça, o que vai sustentar a cabeça e manter o alongamento do pescoço. Coloque a mão de cima atrás da cabeça e o cotovelo na direção do teto. Assegure-se de que a cintura está elevada e alongada, acionando o centro de força.

2 **Inspire e erga as pernas como se fossem uma só;** a seguir, leve os pés para a frente, em linha com o canto da frente do colchonete, e abaixe a perna de baixo. Com as mãos atrás da cabeça, você vai se sentir menos estável do que na Série de Pontapés Laterais para principiantes e de nível intermediário, porém isso representará um maior esforço e desafio. Mantenha ativos seu centro de força, os glúteos e os estabilizadores das escápulas; assim será mais fácil manter o equilíbrio enquanto move a perna de cima.

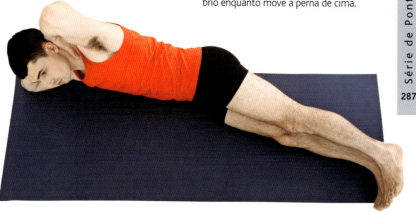

3 **Inspire e, com a perna de cima na altura do quadril e paralela ao chão,** dê um chute para a frente, com dois rebotes: chute-chute.

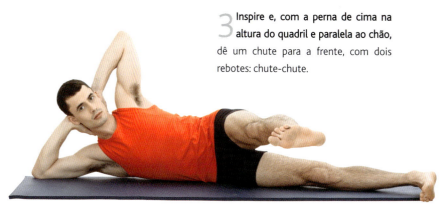

4 **Mova rapidamente a perna para trás numa longa linha,** a partir do quadril, na direção do canto do fundo da sala; mantenha os músculos das nádegas firmes e o joelho alongado. Mantenha o formato de caixa, enquanto a perna se move no ar. Respire naturalmente e dê dois chutes para a frente e depois alongue vigorosamente a perna para chutar para trás.

> **TRANSIÇÃO** Alinhe o calcanhar de cima com o de baixo, virando o de cima ligeiramente para fora; você estará pronto para a Série de Pontapés Laterais: Para Cima e Para Baixo.

MODIFICAÇÕES

Para problemas no pescoço ou nos ombros, coloque um bloco sob a cabeça e mantenha o braço de baixo estendido para a frente sobre o colchonete. Use a altura correta do bloco para posicionar o pescoço em linha com a coluna; talvez você precise experimentar blocos de diferentes alturas ou usar mais de um. Fique na mesma posição quando repetir o exercício com o outro lado do corpo. Para substituição de quadril, empregue controle e precisão. Se precisar de uma das Modificações, mantenha a mão estabilizadora apoiada no colchonete.

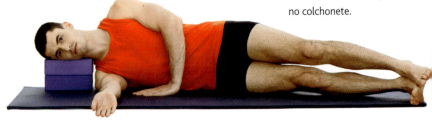

ERROS COMUNS

- Os quadris e ombros ficam balançando
- O cotovelo de cima se move no espaço
- A perna de cima oscila para todos os lados, sem controle
- Perda da longa linha da coluna, fazendo com que ela se curve e se distenda com o movimento da perna

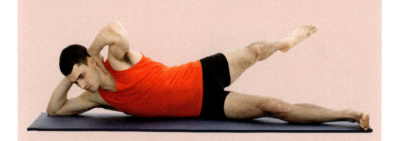

INFORMAÇÃO

NÚMERO DE REPETIÇÕES 5 a 10.

PRECAUÇÕES Se os quadris "rangerem" ou em caso de substituição de quadril, trabalhe com uma amplitude restrita de movimento e com os glúteos ativos. Para problemas no pescoço e nos ombros, siga as Modificações.

VISUALIZAÇÃO A perna de cima balança num movimento rítmico, como o pêndulo de um relógio.

PONTOS DE PRECISÃO

- Mantenha a coluna alongada, do topo da cabeça à extremidade do cóccix, enquanto a perna se move.
- O foco dos olhos se encontra na parede à frente.
- O quadril e o ombro de cima permanecem direcionados para o teto.
- A perna que se move é alongada e se mantém ativa, sem nenhuma flexão do joelho.
- O cotovelo de cima aponta sempre para o teto.

Série de Pontapés Laterais

Série de Pontapés Laterais: Para Cima e Para Baixo

METAS:
- ✓ Tonificar, alongar e fortalecer as pernas, os quadris e os abdominais
- ✓ Desafiar o comprimento dos músculos adutores das coxas
- ✓ Treinar a estabilidade e o equilíbrio na posição de lado

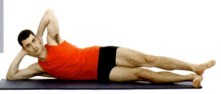

1. **Fique deitado na posição de lado,** com a mão de cima atrás da cabeça e o cotovelo voltado para o teto. O calcanhar de cima deve estar em contato com o calcanhar de baixo e a perna de cima, ligeiramente virada para fora.

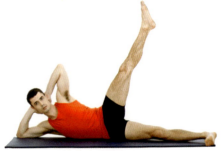

2. **Inspire a erga a perna superior diretamente para cima,** mantendo o quadril superior alinhado com o inferior.

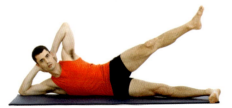

3. **Para abaixar a perna, expire e resista ao seu próprio movimento,** à medida que alonga vigorosamente a perna.

TRANSIÇÃO Volte à posição sentada para o Passé.

MODIFICAÇÕES

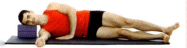

Para problemas no pescoço e nos ombros, use um bloco sob a cabeça, de uma altura correta. Para problemas nos quadris e substituição de quadril, diminua a elevação da perna de cima.

ERROS COMUNS

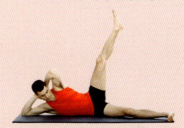

- Perda do alinhamento dos quadris quando a perna é erguida
- As escápulas não permanecem conectadas com a coluna e se erguem na direção das orelhas
- O centro de força é desativado, permitindo que a cintura desabe sobre o colchonete
- Perda da energia na perna de cima, fazendo com que o joelho se dobre e vire para dentro

INFORMAÇÃO

NÚMERO DE REPETIÇÕES 5.

PRECAUÇÕES Para problemas nos quadris, incluindo substituição de quadril e quadris que "rangem", diminua o movimento e trabalhe com os músculos das nádegas acionados. Para problemas no pescoço e nos ombros, siga a Modificação.

VISUALIZAÇÃO Erga um peso de 1 tonelada; abaixe um peso de 2 toneladas.

PONTOS DE PRECISÃO
- Mantenha o formato de caixa, com os quadris e os ombros alinhados verticalmente.
- Alongue-se a partir do topo da cabeça, com os olhos voltados para a frente.
- O cotovelo de cima deve apontar para o teto o tempo todo e o peito, permanecer aberto.
- Mantenha a estabilidade do tronco, enquanto a perna se move.
- Mantenha a escavação, com a cintura elevada.

Série de Pontapés Laterais: *Passé*

METAS:
- ✓ Desafiar e treinar o equilíbrio com o movimento da perna
- ✓ Tonificar, alongar e fortalecer os abdominais, as nádegas e as coxas
- ✓ Desafiar a flexibilidade dos quadris

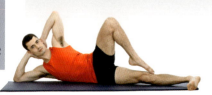

1 **Deite-se de lado, com a mão de cima atrás da cabeça e o cotovelo virado para cima.** Alinhe a perna de cima com a de baixo, unindo os calcanhares; o joelho de cima deve estar levemente direcionado para o teto. Com o dedão do pé da perna de cima, trace uma linha na parte interna da perna de baixo, até o joelho.

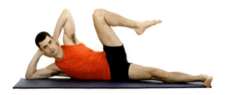

2 **Respirando naturalmente,** erga o joelho na direção da orelha de cima; abra o quadril e mantenha a pelve nivelada.

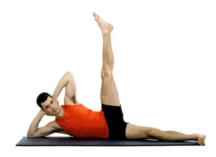

3 **Alongue a perna na direção do teto, virando-a para fora,** com o objetivo de abrir o quadril. Estenda a perna amplamente, a partir do quadril, para abaixá-la até a altura do mesmo. Repita 3 vezes; depois, inverta, chutando para cima, primeiro na direção do ombro; flexione o joelho e alongue a perna, deslizando o dedão do pé ao longo da perna de baixo.

MODIFICAÇÕES

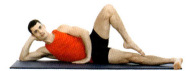

Para rigidez ou problemas nos quadris, reduza a amplitude do movimento, deslizando o dedão do pé ao longo da perna de baixo; evite o erguimento na direção do teto. **Se você tiver dificuldade para manter o equilíbrio**, use a mão de cima para estabilizá-lo, colocando-a sobre o colchonete à sua frente. **Caso tenha problemas no pescoço ou nos ombros**, use um bloco de altura correta sob a cabeça e estenda o braço de baixo.

ERROS COMUNS

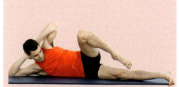

- Não manter os quadris alinhados
- O peito rola para a frente e o cotovelo do braço de cima se move no espaço, girando para a frente ou caindo para trás.
- Perda do comprimento da coluna, com os olhos voltados para os pés
- A cintura afunda sobre o colchonete

INFORMAÇÃO

NÚMERO DE REPETIÇÕES 3 em cada direção e com cada perna.

PRECAUÇÕES Para problemas nos quadris ou quadris que "rangem", reduza a amplitude; siga as Modificações, mantendo os glúteos contraídos, e procure progredir gradualmente, até chegar ao movimento maior, à medida que for se recuperando.

VISUALIZAÇÃO Mova-se num compasso quaternário – deslize, erga, estique, abaixe – depois, apare as arestas para criar uma sensação de fluência.

PONTOS DE PRECISÃO
- Mantenha a cintura erguida durante todo o exercício.
- A coluna deve permanecer alongada, estendendo-se através do topo da cabeça, e os olhos devem ficar fixos à frente.
- O cotovelo de cima permanece estático no espaço, apontando para o teto.

Série de Pontapés Laterais: Círculos

METAS:
- ✓ Desafiar a estabilidade da pelve e do tronco
- ✓ Tonificar, alongar e fortalecer os abdominais, as nádegas e as coxas

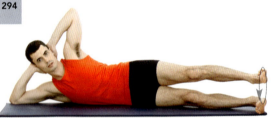

1. **Deite-se de lado, com a mão de cima atrás da cabeça e o cotovelo virado para o teto.** Aperna de cima deve estar na altura do quadril, alongando-se para fora.

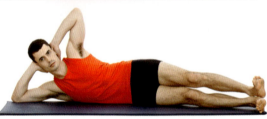

2. **Respirando naturalmente,** crie pequenos círculos dinâmicos; o peito do pé superior deve roçar o calcanhar do pé de baixo. Depois de 5 a 8 repetições, mantenha a perna na altura do quadril e inverta os círculos.

TRANSIÇÃO Flexione a perna de cima e apoie o pé no colchonete em frente do corpo. Segure o tornozelo com a mão de cima e mova o joelho na direção do teto, preparando-se para Erguimentos e Círculos com a Parte Interna da Coxa.

MODIFICAÇÕES

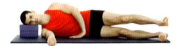

Para problemas no pescoço e nos ombros, use um bloco sob a cabeça para tirar a pressão do pescoço. **Se você tiver dificuldade para manter os quadris alinhados**, um sobre o outro, e para manter o equilíbrio, coloque a mão de cima sobre o colchonete na sua frente e o braço de baixo estendido diante do corpo.

ERROS COMUNS

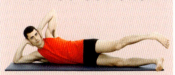

- A perna se move a partir do pé e não a partir do quadril
- O centro de força é desligado, de modo que os abdominais caem para a frente, sobre o colchonete
- Não se estabilizar, o que leva os quadris a se moverem para todos os lados
- Os olhos se fixar nos pés e não no horizonte, o que faz com que a coluna se curve
- O cotovelo do braço de cima ficar mudando de lugar continuamente no espaço

INFORMAÇÃO

NÚMERO DE REPETIÇÕES 5 a 8.

PRECAUÇÕES Para problemas no pescoço e nos ombros, siga as Modificações.

VISUALIZAÇÃO Faça círculos com a perna de cima na superfície interna de um "círculo de força".

PONTOS DE PRECISÃO
- A perna de cima permanece na altura do quadril, alongada, mas relaxada, sem que os músculos da coxa sejam contraídos.
- Mova-se a partir do quadril e não do joelho ou do tornozelo.
- A pelve permanece estável; o centro de força e os músculos das nádegas mantêm-se acionados.
- O cotovelo de cima permanece imóvel, apontando para o teto.

Série de Pontapés Laterais: Erguimentos e Círculos com a Parte Interna da Coxa

METAS:
- ✓ Criar equilíbrio muscular ao trabalhar a parte interna das coxas
- ✓ Alongar o quadril e a nádega da perna que acabou de ser trabalhada

1 **Deite-se de lado. Flexione a perna de cima e coloque o pé no chão,** em frente do corpo; o joelho deve estar voltado para o teto; segure o tornozelo com a mão de cima. Use o centro de força para manter o tronco alongado e ativo, enquanto você flexiona a perna de cima; o pé de cima deve dar a firme sensação de estar plantado no colchonete. Depois, eleve o joelho de cima na direção do teto para criar uma perpendicular ou ângulo de 90°; mantenha o quadril ativo para sustentar esse ângulo.

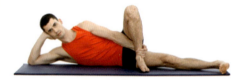

2 **Respire naturalmente e alongue a perna de baixo para erguê-la;** mantenha o joelho voltado para a frente. Alongue mais a perna, a partir do quadril, para abaixá-la, deixando-a suspensa logo acima do colchonete. Você pode erguer a perna com mais de um rebote para desafiar a parte interna dos músculos da coxa.

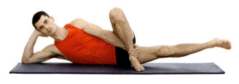

3 **Ao completar o último erguimento,** a perna deve permanecer na altura do quadril enquanto você faz círculos a partir do mesmo: para a frente, de 5 a 8 vezes; a seguir, inverta o movimento.

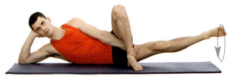

TRANSIÇÃO Deixe a perna de cima deslizar sobre a de baixo, posicionando-se para o exercício "Batata Quente".

MODIFICAÇÕES

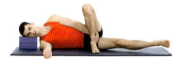

Para problemas no pescoço ou nos ombros, que impeçam você de apoiar a cabeça na mão, coloque a cabeça num bloco de altura correta, para manter o pescoço em linha com o resto da coluna. Se você tiver problema nos joelhos, apoie o joelho de cima no chão.

ERROS COMUNS

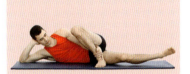

- A perna sendo trabalhada perde energia, deixando o joelho se dobrar e o tornozelo ficar frouxo
- Erguer a perna a partir do pé, que está virado para dentro, em vez de erguê-la corretamente, a partir da parte interna da coxa
- Perda do formato de caixa, o que faz o quadril superior rolar para a frente ou para trás

INFORMAÇÃO

NÚMERO DE REPETIÇÕES 5 a 8.

PRECAUÇÕES Para rigidez nos quadris e nos joelhos, não segure o tornozelo; se necessário, siga as Modificações. Para questões relacionadas com o pescoço, use a versão modificada para principiantes, na p. 124.

VISUALIZAÇÃO Equilibre uma taça de champanhe na parte interna do joelho; não perca uma única gota!

PONTOS DE PRECISÃO
- Mantenha o formato de caixa; os olhos devem estar fixos num ponto à sua frente.
- A perna sendo trabalhada permanece alongada e firme o tempo todo.
- Erga a perna a partir dos músculos da parte interna da coxa e do quadril, e não do pé.

Série de Pontapés Laterais: "Batata Quente"

METAS:
- ✓ Tonificar os glúteos, as coxas e os abdominais
- ✓ Ensinar a desenvolver a habilidade de estabilizar o tronco, enquanto se gera grandes movimentos desestabilizadores com a perna
- ✓ Promover a flexibilidade das articulações dos quadris

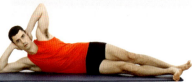

1. Posicione-se de lado, ao longo da margem posterior do colchonete, como o fez para iniciar a Série de Pontapés Laterais; coloque a mão de cima atrás da cabeça, com a escápula acionada e abaixada. Bata de leve o calcanhar do pé superior na parte de trás do pé de baixo 4 vezes.

2. Dê um pontapé com a perna de cima na direção do teto, alinhando-a com o quadril.

3. Abaixe o pé de cima, levando-o para a frente do pé inferior e bata o calcanhar 4 vezes; chute para cima, desça por trás da perna de baixo e bata o calcanhar 3 vezes. Chute para cima novamente, abaixe a perna em frente da perna de baixo e bata o calcanhar 3 vezes. Repita, diminuindo o número de batidas com o calcanhar, com chutes entre eles; depois, chute para cima, uma vez em cada direção.

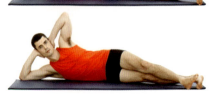

TRANSIÇÃO Volte à posição inicial para o exercício Grande Círculo com a Perna.

MODIFICAÇÕES

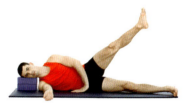

Para rigidez no pescoço, use um bloco sob a cabeça e estenda o braço de baixo, em linha com o ombro. Assegure-se de que a cabeça, o pescoço e a coluna estejam alinhados.

ERROS COMUNS

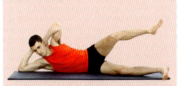

- A perna que dá os pontapés se move para todos os lados e o joelho se dobra – mantenha-a alongada e firme
- Os quadris rolam para a frente e para trás
- A coluna fica arqueada e curvada enquanto a perna é movida
- Afundar sobre a cintura e os ombros

INFORMAÇÃO

NÚMERO DE REPETIÇÕES
4 séries de batidas leves com o calcanhar e de chutes.

PRECAUÇÕES Para dor nos quadris, evite este exercício. Se você tiver quadris muito móveis, que estalam ou "rangem", diminua a amplitude do movimento, assegurando-se de estar trabalhando os músculos profundos dos quadris; quando adquirir maior estabilidade, será capaz de visar à amplitude total de movimento.

VISUALIZAÇÃO Há uma mola presa ao pé de cima; você resiste a ela para bater com o calcanhar e controla a retração da mola ao chutar para cima.

PONTOS DE PRECISÃO
- Os quadris permanecem alinhados, com o superior sobre o inferior, numa linha precisa.
- A cintura permanece erguida e ativa.
- O quadril é virado para fora quando você ergue a perna.
- Um alongamento é criado na perna e no tronco pela distensão a partir do quadril; o centro de força deve se alongar a partir do topo da cabeça, enquanto a perna se estende na direção oposta.
- A perna de cima permanece alongada.

Série de Pontapés Laterais: Grande Círculo com a Perna

METAS:
- ✓ Proporcionar flexibilidade à articulação do quadril, aos tendões e aos flexores dos quadris
- ✓ Tonificar as nádegas, as coxas e os abdominais
- ✓ Ensinar a estabilizar o tronco, enquanto você se defronta com grandes movimentos desestabilizadores da perna

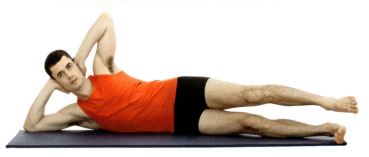

1 **Deitado de lado, mova as pernas para a frente,** até formarem um ângulo de 45°, na posição de Pilates; a mão de cima deve estar atrás da cabeça.

2 **Respirando naturalmente,** leve a perna para a frente, mantendo-a paralela ao chão.

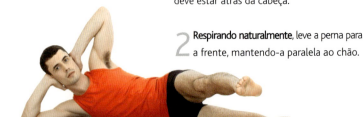

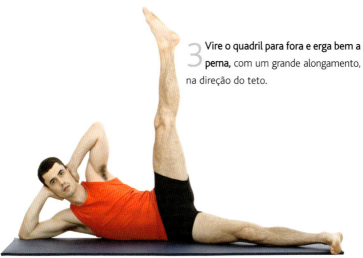

3. **Vire o quadril para fora e erga bem a perna,** com um grande alongamento, na direção do teto.

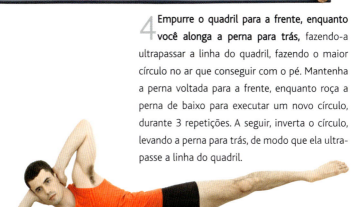

4. **Empurre o quadril para a frente, enquanto você alonga a perna para trás,** fazendo-a ultrapassar a linha do quadril, fazendo o maior círculo no ar que conseguir com o pé. Mantenha a perna voltada para a frente, enquanto roça a perna de baixo para executar um novo círculo, durante 3 repetições. A seguir, inverta o círculo, levando a perna para trás, de modo que ela ultrapasse a linha do quadril.

TRANSIÇÃO Volte à posição inicial e leve a perna de cima para a frente, mantendo-a alinhada com o quadril e paralela ao chão, preparando-se para o exercício Bicicleta.

MODIFICAÇÕES

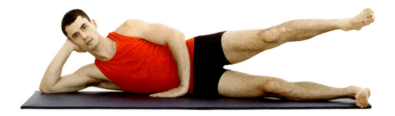

Se você tiver dificuldade para se impedir de oscilar, coloque a mão de cima no colchonete, usando-a como um estabilizador. Para problemas de flexibilidade ou em caso de dor nos quadris, mantenha os círculos menos amplos.

ERROS COMUNS

- Os quadris rolam para a frente e para trás
- Deixar que o joelho da perna que está executando os círculos se dobre
- A coluna fica arqueada e curvada enquanto a perna se move
- Afundar sobre a cintura e sobre os ombros

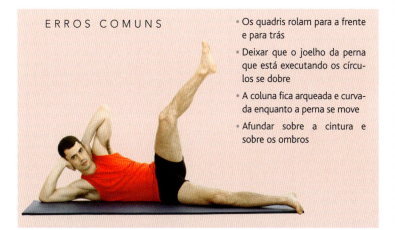

INFORMAÇÃO

NÚMERO DE REPETIÇÕES 3 em cada direção e com cada perna.

PRECAUÇÕES Para dor nos quadris, evite este exercício. Se você tiver quadris muito móveis, que estalam ou "rangem", diminua a amplitude do movimento e assegure-se de estar trabalhando os músculos profundos dos quadris; quando conseguir ter mais estabilidade, gradualmente será capaz de realizar círculos mais amplos, sem que os quadris estalem ou ranjam.

VISUALIZAÇÃO O pé traça, com leveza, a parte exterior de um arco muito grande.

PONTOS DE PRECISÃO

- Os quadris permanecem alinhados, com o quadril superior sobre o inferior, formando uma linha precisa.
- A cintura permanece elevada e ativa.
- O quadril é virado para fora quando você for erguer a perna.
- A perna de cima permanece alongada e firme, durante toda a execução do círculo.
- O alongamento é criado na perna e no tronco pela extensão a partir do quadril; o centro de força se alonga a partir do topo da cabeça, enquanto a perna se alonga na direção oposta.

Série de Pontapés Laterais: Bicicleta

METAS:
- ✓ Desafiar a estabilidade do centro
- ✓ Fortalecer o quadril e a perna
- ✓ Abrir a frente do quadril

1 **Deitado de lado, mova as pernas para a frente,** até que elas formem um ângulo de 45°, na posição de Pilates; a mão de cima deve ser colocada atrás da cabeça.

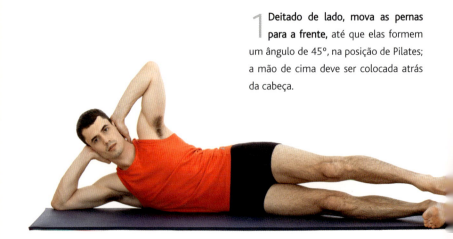

2 **Mova a perna de cima, rápida e vigorosamente,** para a frente, o máximo que você puder, mantendo-a nivelada com o quadril e paralela ao chão.

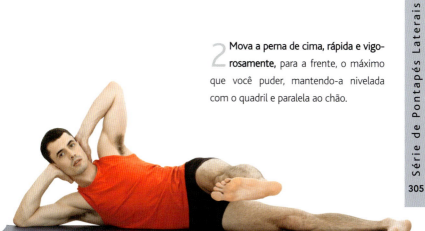

3 **Flexione o joelho, levando-o na direção do peito** e puxe o calcanhar para a nádega.

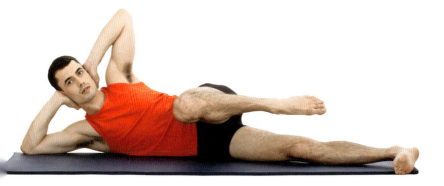

4. Toque de leve a coxa de baixo com a coxa superior, enquanto leva a perna flexionada para trás, o máximo que puder, mantendo a coluna alongada. Estenda a perna, levando-a para trás de você e termine o movimento de bicicleta, movendo rapidamente a perna para a frente, o máximo que puder. Repita 3 vezes; a seguir, inverta o movimento de pedalar, movendo a perna esticada para trás; puxe o calcanhar na direção da nádega, com o quadril de cima pressionado para a frente; leve o joelho de encontro ao peito e depois estique a perna para repetir o movimento.

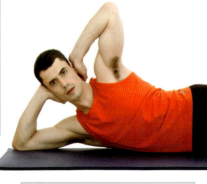

TRANSIÇÃO Erga a perna de baixo na direção da perna de cima, contraia os abdominais e role sobre o abdome, apoiando a testa nas mãos, para Batidas dos Calcanhares em Decúbito Ventral (ver p. 190), como uma transição para repetir esta série do outro lado. Depois de completar ambos os lados, role sobre as costas, com os braços dos lados do corpo e as pernas na direção do teto, preparando-se para o exercício Desafiador!.

MODIFICAÇÕES

Se você realmente se sentir instável, trabalhe com a mão de cima apoiada no colchonete até conseguir se equilibrar o suficiente para completar o movimento de bicicleta, sem oscilar na altura do quadril. Para problemas no pescoço, repouse a cabeça num bloco ou sobre o braço estendido, numa posição em que o pescoço não seja submetido a nenhuma pressão. Diminua a amplitude do movimento até desenvolver a resistência para fazer 3 repetições de cada lado, com precisão.

ERROS COMUNS

- A perna de cima tomba na direção do colchonete
- O tronco e a pelve balançam para todos os lados, enquanto a perna se move
- A perna de cima rola para dentro

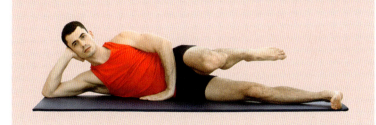

INFORMAÇÃO

NÚMERO DE REPETIÇÕES 3 de cada lado, com cada perna.

PRECAUÇÕES Para dor nos quadris, prossiga com cautela; faça movimentos menores ou evite o exercício. É muito comum sentir certo grau de esforço e cansaço nos músculos do quadril e da coxa ao término da Série de Pontapés Laterais; não se deixe desencorajar – isso não é dor, apenas fadiga muscular.

VISUALIZAÇÃO Você está andando numa bicicleta, em ritmo acelerado; precisa pressionar bem os pedais e alongar bastante as pernas.

PONTOS DE PRECISÃO
- Quadris e ombros alinhados.
- A perna é levada para trás do quadril e este é empurrado para a frente, enquanto você faz o movimento de bicicleta.
- A cintura permanece elevada e o corpo, estável o tempo todo.
- A perna é alongada, a partir do quadril.

Desafiador I

METAS:
- ✓ Treinar a força dos abdominais
- ✓ Desafiar a estabilização da parte inferior do tronco e da pelve
- ✓ Ensinar o movimento sequencial da coluna

1. **Deite-se de costas, escave o centro de força**, flexione os joelhos, levando-os na direção do peito, e alongue as pernas, formando um ângulo de 45°, na posição de Pilates. Os braços devem estar acima da cabeça, sobre o colchonete; e o pescoço e laterais do corpo alongados. O centro de força estará muito ativo e as pernas, contraídas, a partir da parte posterior; as costelas devem ficar alinhadas com a frente do corpo, enquanto os braços se estendem para trás.

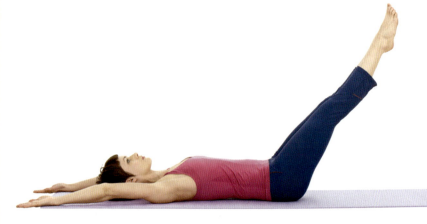

2 **Inspire para se preparar; expire quando erguer os braços,** e desprender a cabeça e a coluna do colchonete, osso por osso, esticando os dedos das mãos na direção dos dedos dos pés; flutue para cima como se a parte superior do seu corpo não pesasse nada.

3 Faça uma pausa e "desafie-se" para encontrar o **equilíbrio**, um pouco atrás, sobre o cóccix; os abdominais vão manter a curva C e o peito ficará erguido na direção do céu.

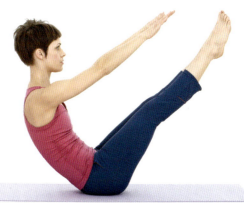

4. **Inspire e contraia mais o cóccix, o que lhe permitirá rolar o corpo para trás com controle;** as pernas devem permanecer estáticas no espaço. Crie um alongamento ao se mover na direção do colchonete, levando os braços acima da cabeça, como na posição inicial. Expire e role para cima.

> **TRANSIÇÃO** Fique atento aos sinais que indicam que você está preparado para a série Desafiador: se estiver pronto para o Desafiador II, fique em sua posição de equilíbrio. Se não estiver preparado para o restante da série Desafiador, flexione os joelhos e coloque os pés no colchonete, ficando "nas pontas dos dedos" para o exercício Cancã.

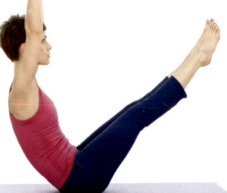

MODIFICAÇÕES

Para desenvolver a habilidade necessária para a execução do Desafiador I, em particular nas pessoas com abdominais fracos, nas que não têm um bom condicionamento físico e em caso de rigidez nos tendões, relaxe os joelhos, de modo que se dobrem o mínimo para lhe permitir manter o equilíbrio com a curva C, e sem que os abdominais fiquem salientes. Role para trás, para a frente, alongue as pernas o máximo que puder, relaxe os joelhos e role para trás novamente. Se você precisar de um pouco mais de apoio, coloque as mãos levemente atrás das coxas.

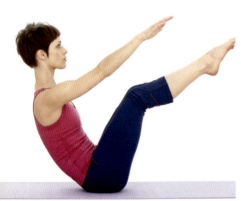

ERROS COMUNS

- Perda do controle das pernas, permitindo que elas abaixem na direção do chão, enquanto você rola para cima e para baixo.
- Os abdominais ficam protuberantes e as costas se arqueiam
- Jogar a parte superior do corpo para cima a partir dos ombros, em vez de rolar a coluna sequencialmente
- Trabalhar a partir dos ombros, cabeça e pescoço, e não dos abdominais, no momento de rolar para cima

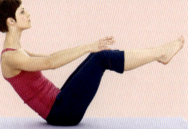

INFORMAÇÃO

NÚMERO DE REPETIÇÕES 3.

PRECAUÇÕES Para questões relacionadas com a parte inferior da coluna, siga os princípios do Pilates (ver pp. 24-7) quando fizer este exercício, e esteja particularmente atento à sua própria capacidade. Use a Modificação que representa o nível correto para você. Para rigidez na parte inferior das costas, siga o Desafiador I Perna modificado, na p. 194.

VISUALIZAÇÃO Uma força invisível puxa os dedos das mãos na direção dos dedos dos pés, quando você rola para cima, procurando encontrar o equilíbrio. A coluna rola como uma roda.

PONTOS DE PRECISÃO

- As pernas ficam imóveis, no mesmo ponto do espaço; elas não perdem altura ou oscilam para todos os lados.
- A parte interna das coxas e os glúteos continuam em ação durante todo o exercício.
- O centro de força deve permanecer fortemente acionado o tempo todo.
- A coluna deve se mover com precisão e controle, osso por osso.
- A respiração flui com o exercício; você não deve prendê-la.
- As costelas devem permanecer acionadas quando você estender os braços acima da cabeça.

Desafiador II

METAS:
- ✓ Fortalecer os abdominais inferiores
- ✓ Desafiar você a manter o equilíbrio e a controlar seus movimentos

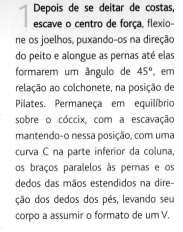

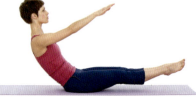

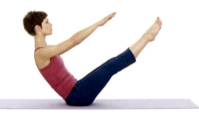

1 Depois de se deitar de costas, escave o centro de força, flexione os joelhos, puxando-os na direção do peito e alongue as pernas até elas formarem um ângulo de 45°, em relação ao colchonete, na posição de Pilates. Permaneça em equilíbrio sobre o cóccix, com a escavação mantendo-o nessa posição, com uma curva C na parte inferior da coluna, os braços paralelos às pernas e os dedos das mãos estendidos na direção dos dedos dos pés, levando seu corpo a assumir o formato de um V.

2 Inspire e, mantendo o corpo perfeitamente imóvel, abaixe as pernas na direção do colchonete.

3 Expire e, rapidamente, erga as pernas de volta à posição em V. Abaixe e levante as pernas 3 vezes.

TRANSIÇÃO Se você puder manter a leve curva C, sem que a parte inferior da coluna se curve, além do equilíbrio durante o Desafiador II, estará preparado para o Desafiador III. Se a sua resistência não for forte o bastante para continuar, flexione os joelhos e coloque as pontas dos dedos dos pés sobre o colchonete, para o exercício Cancã.

MODIFICAÇÕES

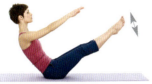

Se necessário, diminua a amplitude do movimento das pernas, até você estar forte o bastante para abaixá-las na direção do colchonete e voltar. **Se os tendões estiverem rígidos,** relaxe levemente os joelhos, mas mantenha os pés acima dos mesmos.

ERROS COMUNS

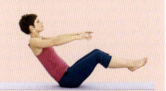

- A cabeça se inclina para trás ao abaixar as pernas
- Perda do controle do centro de força, enquanto as pernas são abaixadas e erguidas, de modo que os abdominais ficam salientes e a coluna, arqueada
- O corpo abaixa, juntamente com as pernas, quando estas descem na direção do chão
- Perda da conexão das pernas com a linha central, fazendo com que elas se separem

INFORMAÇÃO

NÚMERO DE REPETIÇÕES 3.

PRECAUÇÕES Para problemas na parte inferior das costas, evite este exercício. Se o cóccix estiver sensível, prossiga com cautela.

VISUALIZAÇÃO Os abdominais são uma espiral compacta; você cuidadosamente ganha espaço entre as voltas da espiral ao abaixar as pernas; a retração as leva de volta para cima.

PONTOS DE PRECISÃO
- Mantenha a região lombar das costas e o peito erguidos para criar um alongamento na parte posterior do pescoço.
- Os olhos devem estar fixos no horizonte.
- Os braços se mantêm paralelos às pernas e as escápulas, acionadas e abaixadas.
- As pernas devem ficar firmemente unidas na linha central, na posição de Pilates.
- A parte posterior das pernas deve ser contraída.
- O movimento é executado com controle.

Desafiador III

METAS:
- ✓ Treinar a resistência e a força dos abdominais
- ✓ Impor um enorme desafio ao controle
- ✓ Reunir os componentes do Desafiador I e do Desafiador II, com o objetivo de trabalhar as regiões superior e inferior dos abdominais

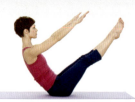

1. **Equilibre as pernas e a coluna numa posição em V,** mantendo os braços paralelos às pernas.

2. **Erga os braços,** de modo que fiquem paralelos às orelhas.

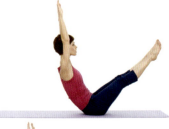

3. **Expire e inicie o rolamento para trás,** escavando ainda mais profundamente de encontro à coluna e abaixando uma vértebra de cada vez sobre o colchonete; a parte superior do corpo e as pernas se alongam e se afastam entre si, simultaneamente.

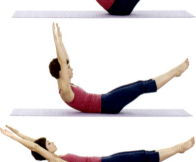

4. **Os braços e as pernas se abaixam, até pararem logo acima do colchonete;** eles se distendem a partir de um centro muito forte. Inspire e volte rapidamente, como uma mola, para a posição em V; os braços e as pernas devem subir simultaneamente; estenda os dedos das mãos na direção dos dedos dos pés e se equilibre. Erga os braços, lado a lado com as orelhas, e role novamente para trás.

TRANSIÇÃO Flexione os joelhos e apoie as pontas dos dedos dos pés no colchonete; ponha as mãos sobre o colchonete, atrás dos quadris, preparando-se para o exercício Cancã.

MODIFICAÇÕES

Se você não tiver a força ou a resistência necessárias nos abdominais para executar o Desafiador III com precisão, use o nível correto do Desafiador I Perna (ver p. 192), do Desafiador I (ver p. 196) ou do Desafiador II (ver p. 312) para você. Desenvolva sua resistência e força, gradualmente, até ser capaz de fazer o Desafiador III com segurança.

ERROS COMUNS

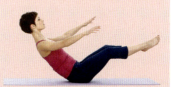

- Perder a escavação, de modo que a coluna fique arqueada
- As pernas ou o corpo descem primeiro
- Usar o impulso e não o controle para voltar para cima
- Perda da conexão das pernas com a linha central e da conexão costelas/escápulas na altura dos ombros

INFORMAÇÃO

NÚMERO DE REPETIÇÕES 3.

PRECAUÇÕES Para problemas na parte inferior das costas, evite este exercício. Se o cóccix estiver sensível, prossiga com cautela.

VISUALIZAÇÃO O centro do corpo é um forte pedaço de elástico; ele estica, à medida que o corpo e as pernas descem, e puxa você de volta para cima, até a posição em V.

PONTOS DE PRECISÃO
- Os braços e as pernas flutuam para cima sem esforço.
- O centro de força ergue e alonga a coluna.
- O *wrap* das pernas é mantido, e elas permanecem na posição de Pilates.
- A escavação é mantida: este movimento depende do centro de força; sem ele, os músculos errados serão usados.
- As costelas permanecem acionadas e os ombros abaixados ao longo das costas.

Cancã

METAS:
- ✓ Fortalecer os abdominais, particularmente os músculos oblíquos do abdome
- ✓ Ensinar a manter a coluna elevada, enquanto as pernas se movem

1. **Sente-se sobre o colchonete em posição de alongamento e coloque as mãos atrás dos quadris**, separando-as a uma distância apenas um pouco maior do que a largura do colchonete; os dedos devem ficar virados para trás e os cotovelos, retos. Flexione os joelhos e apoie as pontas dos dedos dos pés no colchonete; as pernas devem ser puxadas firmemente para a linha central. O peito e coluna devem estar erguidos.

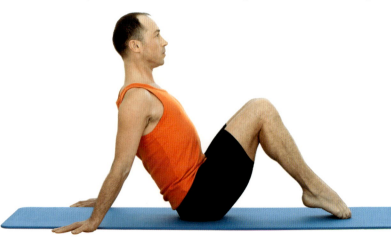

2 **Contraia os abdominais e mova os joelhos para a direita;** os dedos dos pés devem permanecer apoiados no colchonete, no centro, e a parte inferior das costas, erguida.

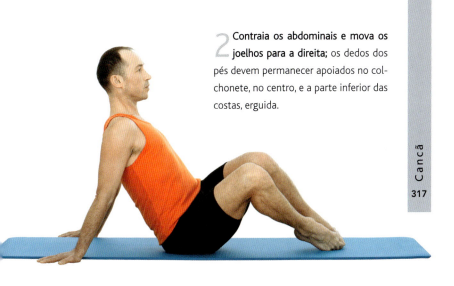

3 **Mova os joelhos para a esquerda, mantendo o peito aberto e erguido,** as pernas pressionadas uma contra a outra e as pontas dos dedos dos pés sobre o colchonete.

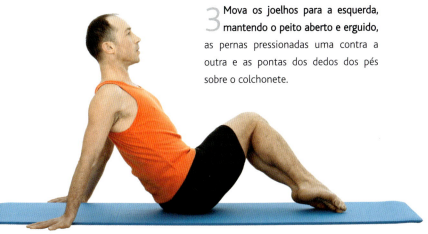

4 Leve os joelhos de volta para a direita e depois dê um pontapé para cima, com as pernas numa forte diagonal e firmemente unidas; a cintura deve estar elevada. Flexione os joelhos para voltar os dedos dos pés ao colchonete; a seguir, leve os joelhos para a esquerda, repetindo o movimento, com um ritmo de 1-2-3-chute; este último será dado alternando-se os lados.

TRANSIÇÃO Se conseguir manter a cintura erguida, o peito aberto e os cotovelos esticados ao executar o Cancã, você estará pronto para fazer o exercício Círculos com os Quadris: volte com os dedos dos pés para o colchonete, como na posição inicial. Para continuar sua série de exercícios, evitando os Círculos com os Quadris, role sobre a frente do corpo para o exercício Natação.

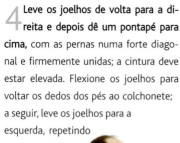

MODIFICAÇÕES

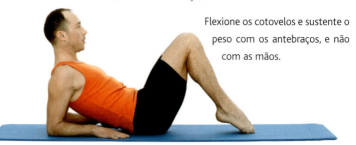

Flexione os cotovelos e sustente o peso com os antebraços, e não com as mãos.

ERROS COMUNS

- Os cotovelos se dobram com o movimento das pernas
- O corpo faz o movimento de rotação, juntamente com as pernas
- O peito e a parte inferior das costas afundam e o queixo se projeta para a frente

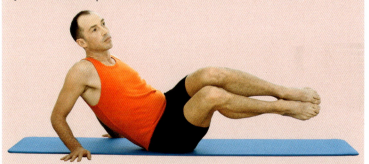

INFORMAÇÃO

NÚMERO DE REPETIÇÕES 3.

PRECAUÇÕES Para problemas nas costas, evite este exercício. Para problemas nos pulsos e nos cotovelos, siga as Modificações. Para problemas nos ombros, prossiga com cautela, siga as Modificações ou evite o exercício.

VISUALIZAÇÃO Dê pontapés como uma dançarina de cancã.

PONTOS DE PRECISÃO

- Os cotovelos permanecem alongados, mas não são impedidos de trabalhar.
- O pescoço, a coluna e a cintura permanecem erguidos e as clavículas, abertas.
- Uma forte escavação é usada durante todo o exercício.
- As pernas devem estar na posição de Pilates e contraídas para sustentar o centro de força.
- As pernas chutam bem para o alto.

Círculos com os Quadris

METAS:
- ✓ Fortalecer os abdominais
- ✓ Ensinar os abdominais a se estabilizarem no centro, enquanto as pernas se movem separadamente
- ✓ Abrir a parte anterior do peito
- ✓ Exigir muito da resistência se realizado após a série Desafiador

1. **Sente-se no colchonete, mantendo-se alongado, e coloque as mãos atrás dos quadris,** separadas numa distância apenas um pouco superior à largura do colchonete; os dedos devem estar voltados para trás e os cotovelos, retos. Flexione os joelhos e coloque as pontas dos dedos dos pés sobre o colchonete; as pernas devem estar firmemente puxadas para a linha central. O peito e a coluna devem estar erguidos.

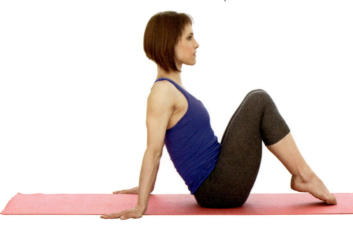

2 **Levante as pernas até elas formarem um V com o corpo**, na posição de Pilates. Mantenha o peito aberto e a coluna elevada.

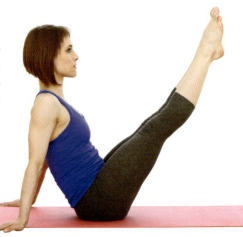

3 Inspire e mova as pernas para a direita.

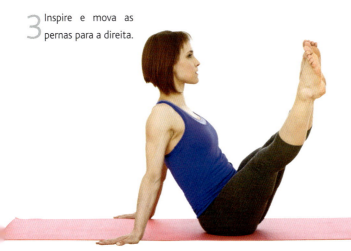

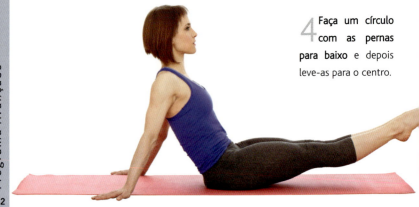

4 **Faça um círculo com as pernas para baixo** e depois leve-as para o centro.

5 **Expire, movendo as pernas para a esquerda e outra vez para cima e para o centro.** Repita, invertendo o círculo para a esquerda.

TRANSIÇÃO Flexione os joelhos para colocar novamente os dedos dos pés no colchonete. A seguir, role para baixo, ficando de costas, leve o braço direito acima da cabeça e role pelo seu lado direito sobre a parte da frente do corpo, preparando-se para o exercício Natação.

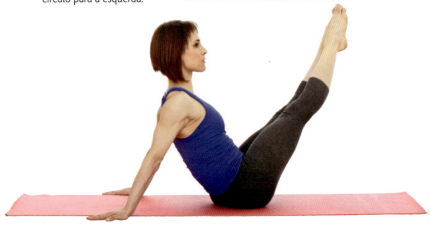

MODIFICAÇÕES

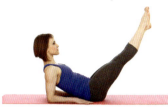

Flexione os cotovelos e sustente o peso sobre os antebraços. Inicie com círculos menores e, gradualmente, aumente o tamanho dos mesmos, à medida que você for ficando mais forte.

ERROS COMUNS

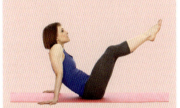

- O peito e a parte inferior das costas afundam e o queixo se projeta para a frente
- Os cotovelos se dobram, enquanto as pernas se movem
- O corpo faz o movimento de rotação, juntamente com as pernas
- Perda da linha central e do *wrap* das pernas

INFORMAÇÃO

NÚMERO DE REPETIÇÕES 3 séries de círculos em cada direção.

PRECAUÇÕES Para problemas nas costas, evite este exercício. Para problemas nos pulsos e nos cotovelos, siga as Modificações, com os cotovelos flexionados. Para certos problemas nos ombros, prossiga com cautela; talvez seja necessário evitar o exercício.

VISUALIZAÇÃO Há uma estaca ao longo de sua coluna; esta não se curva nem se dobra, enquanto você move as pernas.

PONTOS DE PRECISÃO
- Os cotovelos permanecem alongados, mas não hiperestendidos.
- O pescoço, a coluna e a cintura permanecem erguidos e as clavículas, abertas.
- Uma forte escavação é usada o tempo todo.
- As pernas devem ficar na posição de Pilates, com um *wrap*, para sustentar o centro de força.
- As escápulas permanecem acionadas ao longo das costas.
- A ênfase é colocada no movimento "ascendente" das pernas.

Natação

METAS:
- ✓ Treinar a força dos músculos da coluna
- ✓ Levar os abdominais a uma posição de alongamento e treinar a força deles quando estiverem plenamente distendidos

1. **Deite-se de bruços, com a testa apoiada no colchonete e os braços estendidos à sua frente e separados**, obedecendo à largura dos ombros; as escápulas devem estar abaixadas e as pernas, pressionadas uma contra a outra. Mantendo os abdominais contraídos, alongue-se a partir dos dedos dos pés à ponta dos dedos das mãos.

2. **Inspire e alongue-se para erguer o braço direito;** a perna esquerda e a cabeça devem estar niveladas com o braço direito; o centro de força estabilizará o centro do corpo, para que você possa se alongar.

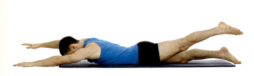

3. **Expire e, ao abaixar o braço direito e a perna esquerda, deixando-a pairar acima do colchonete**, erga os outros membros e se alongue a partir de um centro forte. Mantenha todos os membros erguidos, o peito aberto e os olhos no horizonte. Inspire, contando até 5, enquanto ergue membros opostos no ritmo de sua respiração; expire, contando até 5 ao erguer os membros alternadamente, sem que eles toquem o colchonete.

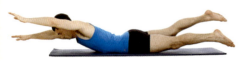

TRANSIÇÃO Volte para cima, assumindo a Posição de Repouso (ver p. 170) e depois se alongue sobre a frente do corpo para o exercício Elevação da Perna com Apoio Frontal.

MODIFICAÇÕES

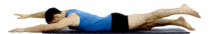

Se você sentir um pinçamento na parte inferior das costas, quando todos os membros estiverem erguidos, consulte a versão intermediária na p. 200 e sempre mantenha um braço e uma perna apoiados no colchonete.

ERROS COMUNS

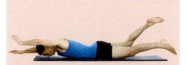

- Perda da conexão das pernas com a linha central, de modo que estas se separem
- Rotação do tronco, fazendo com que a pelve e os ombros se desloquem com a elevação dos membros
- Distender o pescoço, de modo que ele fique tenso em vez de alongado
- Os ombros deslizam para cima, na direção das orelhas, e os cotovelos se dobram

INFORMAÇÃO

NÚMERO DE REPETIÇÕES 2 séries de inspiração/expiração.

PRECAUÇÕES Se você tiver rigidez ou problemas nos ombros, limite o levantamento dos braços ou use a versão intermediária modificada, na p. 202. Para dor na parte inferior das costas ou lesões na coluna, prossiga com cautela; comece com a versão intermediária modificada e diminua a elevação das pernas; assegure-se de que a escavação esteja ativa o tempo todo. Evite este exercício se ainda sentir desconforto na região inferior das costas.

VISUALIZAÇÃO Erga-se para nadar sobre a crista de uma onda.

PONTOS DE PRECISÃO
- A ênfase está na elevação!
- Estique os membros a partir de um centro forte, esforçando-se para conseguir um alongamento ainda maior.
- Os braços devem permanecer em linha com os ombros; estes ficam abaixados e os cotovelos, alongados.

Elevação da Perna com Apoio Frontal

METAS:
- ✓ Fortalecer o centro de força
- ✓ Treinar os músculos que estabilizam as escápulas nas costas
- ✓ Desafiar a força da parte superior do corpo

1 **Deite-se de bruços, com as palmas das mãos apoiadas no colchonete, sob os ombros,** cotovelos pressionados firmemente contra as laterais do corpo e os dedos dos pés curvados para dentro, de modo que os pés fiquem flexionados.

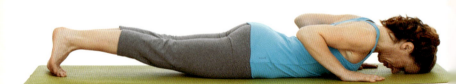

2 **Num único movimento, erga-se,** assumindo uma posição de prancha; mantenha as pernas vigorosamente pressionadas entre si, dentro da conexão central, e os abdominais profundamente contraídos na direção da coluna.

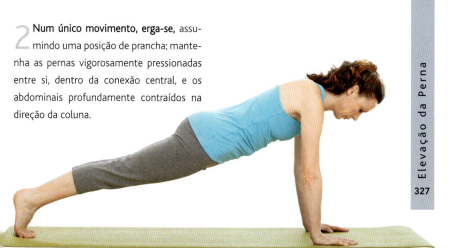

3 **Inspire e erga a perna direita,** levando-a para trás, mas paralela ao chão; mantenha o peso igualmente distribuído entre as mãos e a pelve, alinhada.

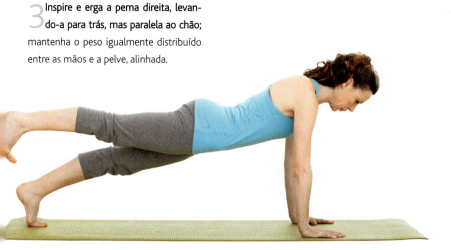

4 **Expire e mova-se para trás sobre o calcanhar esquerdo,** de modo que o pé seja flexionado e a panturrilha, alongada. Volte a posicionar o calcanhar sobre os dedos e abaixe o pé direito até o chão. Repita com a perna esquerda erguida, completando um ciclo de uma inspiração e uma expiração.

TRANSIÇÃO Desça até o chão e sente-se no colchonete, olhando para a frente; o exercício a seguir é a Elevação da Perna com o Corpo Voltado para Cima. Para uma transição mais desafiadora, permaneça na posição de prancha; leve a mão direita para a esquerda, erga o braço esquerdo na direção do teto; o corpo deve acompanhar o movimento, de modo que você olhe para o teto, enquanto coloca a mão esquerda para trás sobre o colchonete. Com os dedos das mãos virados para a frente e os calcanhares para baixo, você estará agora numa posição de prancha invertida.

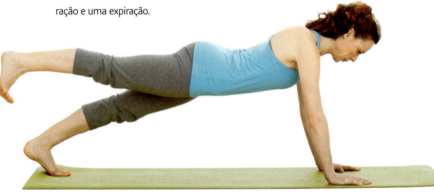

MODIFICAÇÕES

Para trabalhar no sentido de um movimento completo, mantenha os pés apoiados no colchonete e empurre os calcanhares para trás, na direção do mesmo, simultaneamente.

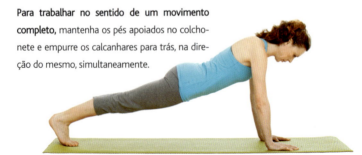

ERROS COMUNS

- Perda da atividade das nádegas e dos músculos abdominais, de modo que a pelve mergulhe na direção do colchonete e os abdominais cedem
- Afundar entre as escápulas
- O queixo se projeta para a frente e a parte posterior do pescoço é forçada

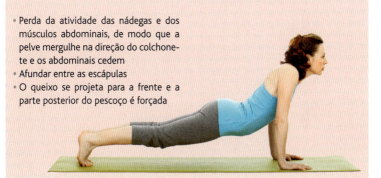

Elevação da Perna

INFORMAÇÃO

NÚMERO DE REPETIÇÕES 2 a 3 com cada perna.

PRECAUÇÕES Para pulsos e cotovelos fracos, e para lesões nos ombros e na coluna, consulte o Apoio Frontal para a Elevação da Perna do programa intermediário, na p. 204, e as Modificações para aquele nível. Problemas nos pés e tornozelos, que causam rigidez, podem causar limitações; talvez você não consiga manter a posição exigida para a Elevação da Perna com Apoio Frontal: se isso ocorrer, evite este exercício.

VISUALIZAÇÃO Você é uma estaca, da cabeça aos calcanhares; mova-se como uma unidade.

PONTOS DE PRECISÃO
- Os calcanhares ficam novamente sobre os dedos dos pés.
- O corpo forma uma longa linha, que passa pelos tornozelos, joelhos, quadris, cintura, ombros e pescoço.
- Os ombros são mantidos firmes, sem "formação de asas" por parte das escápulas.
- As pernas são pressionadas uma contra a outra e têm a aparência de uma coluna grega.
- Os abdominais permanecem escavados de encontro à coluna, criando um perfil preciso; se não estiverem, eles vão visivelmente mergulhar na direção do colchonete.
- A caixa e a moldura permanecem o tempo todo.

Elevação da Perna com o Corpo Voltado para Cima

METAS:
- ✓ Fortalecer o centro de força, os quadris e as nádegas
- ✓ Abrir o peito e os ombros
- ✓ Fortalecer os ombros e a região superior dos braços

1 Sente-se no colchonete, coloque as **mãos para trás,** com os dedos virados para a frente e as pernas esticadas diante do corpo e contraídas, na posição de Pilates.

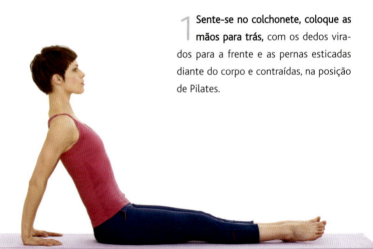

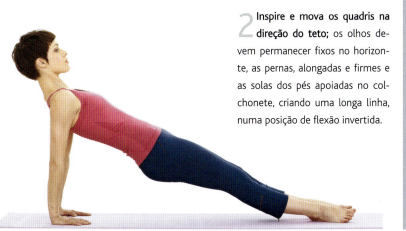

2 **Inspire e mova os quadris na direção do teto;** os olhos devem permanecer fixos no horizonte, as pernas, alongadas e firmes e as solas dos pés apoiadas no colchonete, criando uma longa linha, numa posição de flexão invertida.

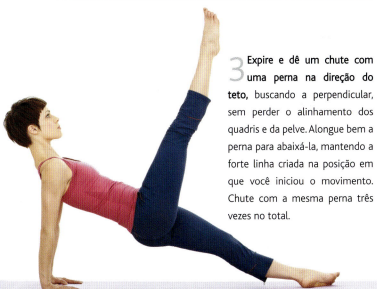

3 **Expire e dê um chute com uma perna na direção do teto,** buscando a perpendicular, sem perder o alinhamento dos quadris e da pelve. Alongue bem a perna para abaixá-la, mantendo a forte linha criada na posição em que você iniciou o movimento. Chute com a mesma perna três vezes no total.

4 Troque de perna e chute para cima, repetindo 3 vezes.

TRANSIÇÃO Para a transição avançada, mantenha os quadris elevados; flexione o joelho direito e deslize-o para baixo de você, ajoelhando-se sobre ele. Vire o corpo para a direita, com a mão direita apoiada no colchonete, sob o ombro direito; mantenha a perna esquerda na altura do quadril e a mão esquerda atrás da cabeça, para a Série de Pontapés Laterais de Joelhos. Se os pulsos e ombros estiverem exaustos, simplesmente abaixe os quadris sobre o colchonete e se ajoelhe, de frente para a superfície mais longa do colchonete, como preparação para a Série de Pontapés Laterais de Joelhos.

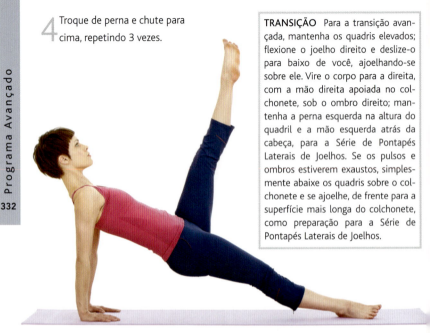

MODIFICAÇÕES
Flexione os cotovelos e sustente o peso nos antebraços. Se os pulsos e ombros precisarem descansar, quando você estiver na posição plena, abaixe os quadris até o colchonete no momento em que for mudar de perna.

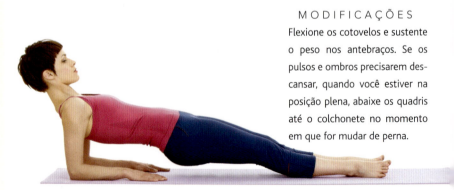

ERROS COMUNS

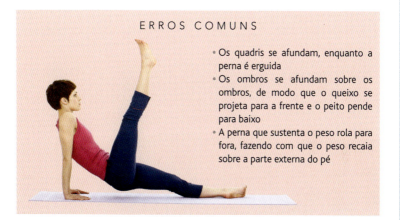

- Os quadris se afundam, enquanto a perna é erguida
- Os ombros se afundam sobre os ombros, de modo que o queixo se projeta para a frente e o peito pende para baixo
- A perna que sustenta o peso rola para fora, fazendo com que o peso recaia sobre a parte externa do pé

Elevação da Perna

333

INFORMAÇÃO

NÚMERO DE REPETIÇÕES 3 com cada perna.

PRECAUÇÕES Para problemas relacionados com os ombros e o túnel do carpo, evite este exercício. Se houver lesões por esforços repetitivos nos pulsos, recomenda-se cautela. Para pulsos e cotovelos fracos ou problemáticos, use a primeira Modificação. Em caso de lesões nos tornozelos, tenha cuidado. Para um pescoço fraco, prossiga com cautela e evite o exercício, se necessário.

VISUALIZAÇÃO O corpo e as pernas formam o terceiro lado de um triângulo.

PONTOS DE PRECISÃO

- Os olhos são mantidos no horizonte e o pescoço permanece alongado.
- Os cotovelos permanecem alongados, mas não hiperestendidos.
- O centro de força e as nádegas mantêm a pelve pressionada para cima, em linha com o corpo, durante todo o movimento.
- As clavículas permanecem abertas e as escápulas, abaixadas.
- As mãos devem ficar sob os ombros.
- As pernas não se dobram, mas permanecem alongadas.
- As costelas e os abdominais permanecem acionados e contraídos.

Série de Pontapés Laterais de Joelhos

METAS:
- ✓ Treinar o equilíbrio dinâmico
- ✓ Treinar a estabilidade dos quadris, da pelve e do tronco, tonificando os músculos dos quadris e da cintura

1 Ajoelhe-se sobre a parte mais longa do colchonete.

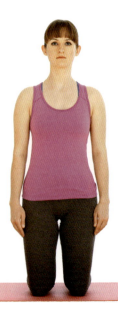

2. **Coloque a mão direita no colchonete, sob o ombro direito.** Ajoelhe-se sobre o joelho direito e erga a perna esquerda até a altura do quadril, deixando-a paralela ao colchonete; posicione a mão esquerda atrás da cabeça, com o cotovelo apontando para o teto.

3. **A partir de um centro de força potente**, dê um pontapé com a perna de cima para a frente.

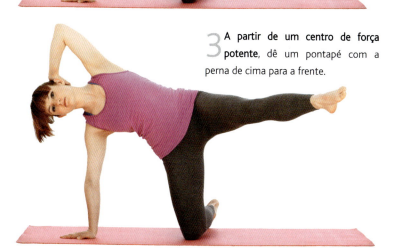

4 Agora, pressione os quadris para a frente, enquanto chuta para trás. Dê pequenos pontapés, para se assegurar de que o tronco permanecerá imóvel no espaço, e uma linha reta seja mantida entre a cabeça, os ombros e os quadris. Dê pontapés maiores, à medida que aprender a estabilizar os quadris, tronco e ombros. Para tornar o exercício mais avançado, acrescente um duplo pontapé quando você chutar para a frente e para trás.

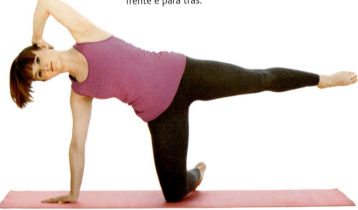

TRANSIÇÃO Coloque o joelho esquerdo no colchonete, a mão esquerda também no colchonete, sob o ombro, e a mão direita atrás da cabeça; a perna direita deve ficar na altura do quadril. Depois de completar este exercício de ambos os lados, abaixe o joelho de cima até o chão e sente-se de lado no colchonete, preparando-se para o exercício Flexões Laterais na Posição Sereia.

MODIFICAÇÕES

A Série de Pontapés Laterais de Joelhos é uma versão da Série de Pontapés Laterais que exige mais de quem a executa. **Se você tiver fraqueza ou lesões nos pulsos, cotovelos ou ombros**, em vez de praticar esta série, concentre a atenção na Série de Pontapés Laterais, das pp. 286-307.

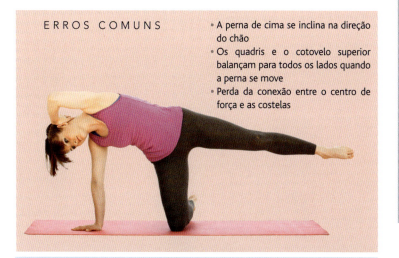

ERROS COMUNS

- A perna de cima se inclina na direção do chão
- Os quadris e o cotovelo superior balançam para todos os lados quando a perna se move
- Perda da conexão entre o centro de força e as costelas

INFORMAÇÃO

NÚMERO DE REPETIÇÕES
4 pontapés de cada lado.

PRECAUÇÕES Para pulsos e cotovelos frágeis, ou em caso de lesões recentes, evite este exercício, concentrando-se, em vez disso, na Série de Pontapés Laterais. Se você não puder se ajoelhar, não faça este exercício. Para certos problemas no pescoço, assegure-se de manter seu alinhamento e os olhos fixos num ponto à sua frente.

VISUALIZAÇÃO Imagine que um bastão foi colocado ao longo de sua coluna, do alto da cabeça à extremidade do cóccix.

PONTOS DE PRECISÃO
- Os quadris permanecem alinhados e estáveis.
- A perna de cima se mantém paralela ao colchonete.
- O cotovelo permanece apontando para o teto, o peito permanece aberto e o pescoço, alongado.
- Os olhos são mantidos fixos num ponto à sua frente.
- O centro de força permanece acionado e mantém o centro do corpo estacionário.

Série de Pontapés Laterais

Flexões Laterais na Posição Sereia

METAS:
- ✓ Trabalhar os abdominais, particularmente os músculos oblíquos
- ✓ Proporcionar um alongamento dinâmico às laterais do corpo
- ✓ Desafiar o equilíbrio e a força do centro
- ✓ Desafiar a estabilidade dinâmica das escápulas

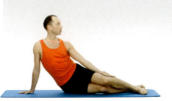

1. **Sente-se no colchonete sobre o quadril direito, mantendo a mão direita no colchonete sob o ombro direito.** Flexione levemente os joelhos, colocando o pé esquerdo sobre o colchonete em frente ao pé direito e a mão esquerda no joelho esquerdo; a palma da mão deve estar virada para o teto.

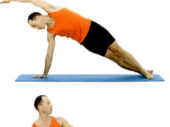

2. **Inspire e erga os quadris na direção do teto, numa longa linha;** levante o braço, alinhando-o com a orelha, para sentir um estiramento ao longo da lateral do corpo, dos dedos das mãos aos dedos dos pés; vire a cabeça para olhar para a mão que está sustentando o peso do corpo.

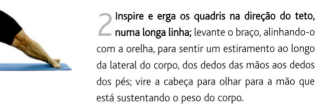

3. **Expire e abaixe os quadris na direção do colchonete – mas sem tocá-lo;** o braço que sustenta o peso do corpo deve permanecer reto e o lado inferior do corpo deve estar alongado. Abaixe o braço de cima, em linha com a perna de cima, virando-se para olhar para a sua mão, enquanto esta se estende na direção dos dedos dos pés. Inspire e erga-se outra vez, com vigor, a partir dos quadris, levando o braço superior sobre a orelha; alongue-se a partir das pontas dos dedos das mãos aos dedos dos pés.

TRANSIÇÃO Abaixe os quadris até o colchonete, coloque as mãos para trás, também apoiadas sobre o colchonete, e erga as pernas, como se fossem uma só, para mudar de lado e repetir o exercício. Após a última repetição, abaixe os >>

>> quadris sobre o colchonete e depois se posicione de frente sobre o mesmo, com as pernas estendidas diante de você e os tornozelos cruzados; você estará pronto para o exercício Bumerangue.

MODIFICAÇÕES

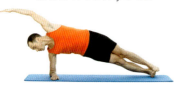

Para pulsos e cotovelos fracos, sustente o peso sobre os antebraços, mantendo a mão na frente do corpo e o pé superior alinhado sobre o pé inferior.

ERROS COMUNS

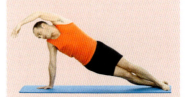

- Afundar sobre o pulso e o ombro
- Usar um movimento "balístico" para se elevar
- Os ombros rolam para a frente, causando a perda da linha reta e precisa do corpo

INFORMAÇÃO

NÚMERO DE REPETIÇÕES
3 elevações de cada lado.

PRECAUÇÕES Para problemas nos ombros, evite este exercício. Para problemas nos pulsos e cotovelos, use as Modificações.

VISUALIZAÇÃO Um balão de gás, atado aos seus quadris, levanta-os sem esforço.

PONTOS DE PRECISÃO
- O braço de cima é erguido até a orelha, e não levado para a região frontal do rosto.
- Uma longa linha é criada, como se esta estivesse entre duas placas de vidro; não deve haver inclinação para a frente ou rotação do corpo.
- A ênfase será colocada na elevação, porém com controle e precisão.
- O ombro de sustentação e o centro de força permanecem firmemente acionados o tempo todo.

Bumerangue

METAS:
- ✓ Desenvolver a resistência, a força, o controle e a coordenação
- ✓ Promover a flexibilidade da cintura escapular, da coluna e dos tendões
- ✓ Incorporar elementos de vários outros exercícios, num único movimento
- ✓ Usar os seis princípios do Pilates, descritos nas pp. 24-7

1. **Sente-se ereto no colchonete, com as pernas estendidas na frente do corpo,** com o tornozelo direito cruzado sobre o esquerdo e as mãos dos lados dos quadris – as palmas das mãos devem estar viradas para baixo e os dedos, virados para a frente. Mantendo os abdominais escavados e para cima, alongue-se a partir dos quadris, sentando-se ainda mais ereto.

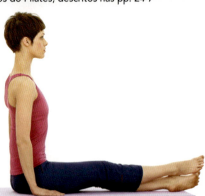

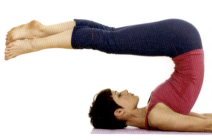

2. **Inspire, para iniciar o movimento a partir dos abdominais.** Expire e role para trás num único movimento, até que as pernas estejam acima da cabeça e paralelas ao chão. Não role sobre o pescoço; em vez disso, pressione os braços firmemente contra o colchonete, de modo que o peso recaia sobre os ombros e sobre a parte posterior dos braços.

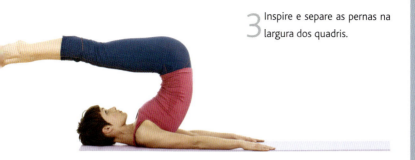

3 Inspire e separe as pernas na largura dos quadris.

Bumerangue

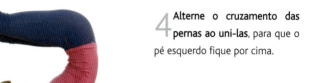

4 **Alterne o cruzamento das pernas ao uni-las**, para que o pé esquerdo fique por cima.

5 **Expire e role para cima, até ficar na posição do Desafiador (ver p. 308);** com os tornozelos ainda cruzados, contraia os abdominais e estenda-se na direção dos dedos dos pés.

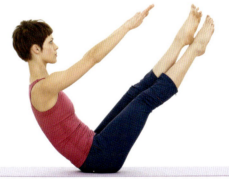

6. **Mantenha o equilíbrio, inspire, vire as palmas das mãos para cima e flexione os cotovelos.** Leve as mãos atrás do corpo e junte-as. Estenda as mãos para trás, para alongar a frente do peito e erga-se bem, a partir do topo da cabeça. Estique as pernas, em oposição ao movimento dos braços.

7. **Ao expirar, faça todo o seu corpo flutuar para a frente e para baixo,** até que as pernas toquem suavemente o colchonete, e erga as mãos na direção do teto; o nariz deve estar direcionado para os joelhos, num profundo alongamento.

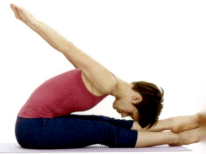

8. **Solte as mãos;** faça um círculo com elas para a frente, até os tornozelos, e usufrua o mais profundo dos alongamentos; depois, articule a coluna num movimento ascendente, ficando na posição sentada.

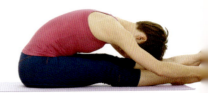

TRANSIÇÃO A partir da posição sentada, leve o corpo para a frente, sobre o colchonete, puxando os calcanhares para as nádegas, preparando-se para o exercício Foca.

MODIFICAÇÕES

Se você tiver problemas nos ombros ou dificuldade para manter a posição do Desafiador, não leve as mãos para trás de você; mantenha o equilíbrio e abaixe as pernas suavemente sobre o colchonete.

ERROS COMUNS

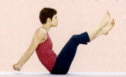

- O queixo vem para fora quando você leva os braços para trás, e o peito e a coluna afundam
- Falta de controle ao abaixar as pernas, causando pressão sobre a parte inferior da coluna
- Usar o impulso ou as mãos para rolar para trás
- Rolar sobre o pescoço
- Ouvir os calcanhares baterem no colchonete ruidosamente, em vez de descê-los com controle

INFORMAÇÃO

NÚMERO DE REPETIÇÕES 4.

PRECAUÇÕES Para problemas nos ombros, não coloque as mãos para trás e siga as modificações. Para problemas no pescoço e na parte inferior das costas, evite este exercício.

VISUALIZAÇÃO Mova-se através do espaço como um bumerangue; mantenha o formato de um bumerangue, com movimentos suaves, controlados e fluentes.

PONTOS DE PRECISÃO
- Os abdominais permanecem acionados o tempo todo, para manter a coluna erguida.
- Quando você rolar para trás, as pernas devem ficar paralelas ao chão; a coluna elevada, com espaço entre o queixo e o peito.
- A maior parte do peso recai sobre os ombros e não sobre o pescoço.
- O pescoço se mantém alongado durante todo o exercício.
- O movimento é iniciado a partir dos abdominais, mantendo-se uma linha central forte durante todo o exercício.
- Mantenha-se em movimento.

Foca

METAS:
- ✓ Melhorar a flexibilidade dos quadris
- ✓ Desafiar o equilíbrio e a coordenação
- ✓ Trabalhar os abdominais, para que se possa controlar os movimentos e impedir o uso de impulso
- ✓ Relaxar e acalmar o corpo ao término dos exercícios de solo

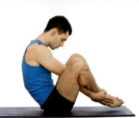

1 Sentado na parte da frente do colchonete, passe as mãos simultaneamente por entre as pernas e incline-se para trás, equilibrando-se sobre os ísquios, com os abdominais contraídos. Os joelhos devem estar separados, obedecendo à largura dos ombros, enquanto os cotovelos pressionam para fora no nível dos joelhos. Você chegou ao equilíbrio numa configuração compacta, mantida estável e controlada por uma escavação ativa. Os braços e as pernas devem estar ativos e os ombros, afastados das orelhas. Bata os pés, um no outro, 3 vezes.

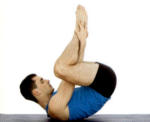

2 Inspire e, trabalhando a partir dos abdominais, role para trás, até a base das escápulas. Equilibre-se na parte posterior dos ombros e bata os pés, um no outro, 3 vezes.

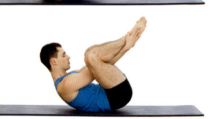

3 Expire e, com controle, volte à posição inicial. Equilibre-se e depois bata os pés, um no outro, 3 vezes.

TRANSIÇÃO No último rolamento solte os tornozelos quando estiver de costas, coloque um tornozelo sobre o outro, os pés no chão, e erga-se, num movimento rápido, ficando em pé, à medida que rola para a frente, preparando-se para o exercício Flexões dos Braços.

MODIFICAÇÕES

Se você tiver rigidez na parte inferior das costas ou sentir desconforto nos pulsos e cotovelos quando estiver na posição plena, coloque as mãos atrás das coxas.

ERROS COMUNS

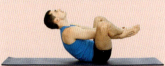

- Iniciar o movimento a partir da cabeça, inclinando-a para trás
- Perda do formato de "Foca" exigido pelo exercício, de modo que os pés se afastem das nádegas, os joelhos abandonam a moldura e o queixo se distancia do peito
- Falta de controle do centro de força, o que faz com que a cabeça encoste no colchonete quando você está na posição de costas e os pés atinjam o chão em frente

INFORMAÇÃO

NÚMERO DE REPETIÇÕES 6 a 8.

PRECAUÇÕES Pessoas com osteoporose e problemas de disco devem evitar este exercício. Em caso de substituição de quadril, prossiga com cautela, até que os quadris estejam realmente fortes. Use as Modificações se a posição plena representar excesso de pressão sobre os pulsos e os cotovelos.

VISUALIZAÇÃO Role como uma foca.

PONTOS DE PRECISÃO
- Os cotovelos pressionam para fora e os joelhos para dentro.
- Mantenha o formato de Foca: queixo voltado para o peito, calcanhares na direção das nádegas e olhos fixos no centro do corpo.
- Expire ao rolar para cima, mantendo uma escavação forte e controlada.
- Quando bater com os pés um no outro no rolamento para trás, mantenha o equilíbrio por um momento.

Flexões dos Braços

METAS:
- ✓ Fortalecer e estabilizar os ombros e a parte superior da coluna
- ✓ Tonificar e fortalecer os braços, com foco específico nos tríceps
- ✓ Treinar a força e a estabilidade do centro

1 Fique em pé, na posição de Pilates, na ponta do colchonete; inspire e erga as mãos na direção do teto.

2 Expire e eleve os abdominais para começar a rolar para baixo, como se estivesse se desprendendo de uma parede, até que as mãos toquem o colchonete; as pernas devem ficar retas; mantenha o peso para a frente, de modo que você não o force na direção oposta, para a parte de trás dos calcanhares.

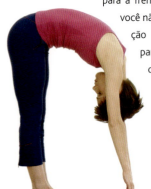

3 **Contando até 1, estique a mão esquerda,** levando-a a meio caminho, ao longo do colchonete; contando até 2, estenda a mão direita, fazendo com que ela ultrapasse a esquerda, até o total comprimento do seu corpo; e, contando até 3, nivele a mão esquerda com a direita, criando uma posição de Apoio Frontal (ver p. 204).

Flexões dos Braços

347

4 **Inspire para mergulhar, flexionado os cotovelos;** mantenha-os tão próximos do corpo, a ponto de eles "rasparem" as costelas. Expire e erga-se novamente, formando uma única linha firme; repita 3 vezes.

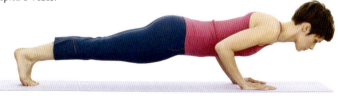

Programa Avançado

348

5 **Após a última flexão, erga os quadris na direção do teto;** estenda-se a partir das mãos e dos calcanhares, sentindo um profundo alongamento. Volte com uma das mãos para trás, até o meio, na direção dos pés; leve de volta a outra mão, direcionando-a para os pés; em seguida, a primeira mão se juntará a ela. Role para cima, até ficar em pé, usando o centro de força para articular a coluna verticalmente, como se estivesse rolando de encontro a uma parede; leve os braços acima da cabeça. Role para baixo e execute outra série de Flexões.

> **TRANSIÇÃO** Você terminou o conjunto de exercícios de solo do Pilates! Erga-se e, orgulhoso de sua atuação, fique em pé na posição de Pilates.

MODIFICAÇÕES

Se você não conseguir se manter na posição Apoio Frontal ou realizar uma flexão sem afundar sobre os ombros ou abaixar a coluna/quadris, flexione os joelhos, apoiando-os no colchonete, leve os calcanhares na direção das nádegas e sustente o peso sobre a parte anterior das coxas (e não sobre a patela).

Para braços fracos, diminua o movimento durante a flexão, até que esteja forte o suficiente para mergulhar mais profundamente.

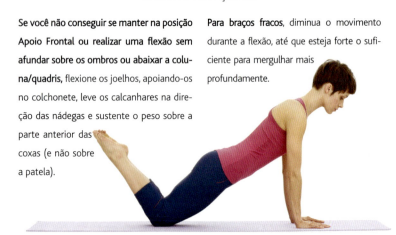

ERROS COMUNS

- Afundar sobre os ombros, com o queixo se projetando para a frente
- A parte inferior das costas e os quadris afundam quando você mergulha, durante a flexão
- Os quadris são erguidos na direção do teto
- A cabeça pende entre os ombros

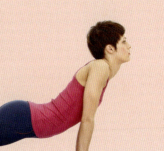

Flexões dos Braços

349

INFORMAÇÃO

NÚMERO DE REPETIÇÕES 3 séries de 3 flexões.

PRECAUÇÕES Se você tiver problemas nos pulsos, nos cotovelos ou nos ombros, prossiga com cautela. Para abdominais e ombros fracos, ou problemas na coluna, use a primeira Modificação.

VISUALIZAÇÃO Adote uma sólida posição de "prancha" e mantenha-a durante todo o exercício.

PONTOS DE PRECISÃO

- Os braços devem ser pressionados de encontro às laterais do corpo e os cotovelos devem apontar para os calcanhares.
- Os ombros serão acionados ao longo das costas; pense em girar as escápulas levemente para dentro; alinhe o dedo médio com o centro do pulso, para ajudá-lo a ativar os ombros na posição correta.
- As mãos devem ficar sob os ombros e os dedos dos pés, sob os calcanhares.
- A conexão com a linha central é conseguida, unindo-se vigorosamente as pernas.

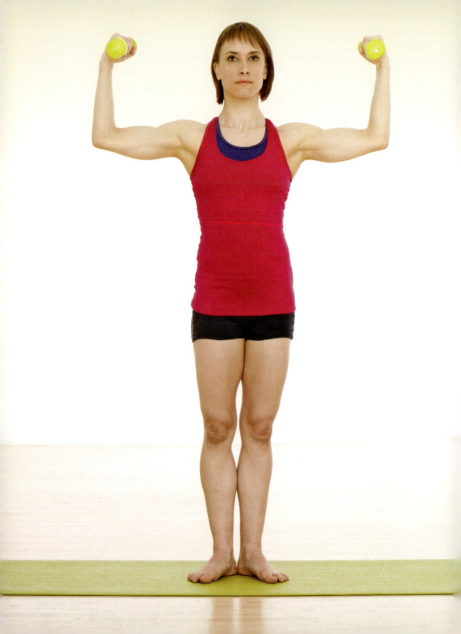

Série Exercícios com Pesos para os Braços

A Série Exercícios com Pesos para os Braços leva você para a posição em pé, com o objetivo de trabalhar o centro de força. Este é desafiado a mantê-lo estável, enquanto você enfrenta a gravidade; você terá que aplicar os mesmos princípios que aplicou durante os exercícios no colchonete.

"Ficar em pé também é muito importante e essa posição deve ser praticada sempre, até que se tenha domínio sobre ela... nunca manter uma postura desleixada porque ela vai comprimir os pulmões, sobrecarregar outros órgãos vitais, curvar as costas e prejudicar o equilíbrio." JOSEPH PILATES

Série Exercícios em Pé com Pesos para os Braços

Os músculos mais profundos (centrais) do corpo estão estruturados para manter a nossa postura em oposição à força da gravidade quando estamos na vertical, uma vez que é assim que passamos a maior parte do dia, desde que acordamos: sentados, em pé, caminhando, nos movendo. A Série Exercícios em Pé com Pesos para os Braços representa uma oportunidade para você treinar os músculos mais profundos (centrais), visando a estabilizar o tronco, sustentado pelos músculos dos quadris, a pelve e a cintura escapular.

Nestes exercícios, concentre-se em encontrar uma boa postura – distribua seu peso de maneira uniforme pelos quatro cantos dos pés, joelhos sobre os tornozelos, quadris sobre os joelhos, ombros sobre os quadris; mantenha os olhos fixos no horizonte, a parte posterior do pescoço alongada e o centro contraído e para cima. Você pode usar pesos para os Braços que vão oferecer uma resistência branda: de 0,5 kg, 1 kg ou 1,5 kg. Por outro lado, você pode praticar a série Exercícios em Pé com Pesos para os Braços sem os pesos, usando a autorresistência, e se concentrar na postura e na qualidade dos movimentos. Há duas posições iniciais, como se segue:

POSIÇÃO DE PILATES

Assegure-se de estar alinhado numa posição vertical, como foi descrito acima. Quando você fica em pé, com a parte posterior das coxas e as nádegas contraídas, os pés vão naturalmente virar um pouco para fora.

POSIÇÃO TAMPO DE MESA

Fique em pé com os pés paralelos um ao outro e sob os quadris, os joelhos sobre os dedos dos pés. Flexione-se na altura dos quadris e contraia o centro de força, com o objetivo de levar a coluna a uma posição de tampo de mesa reto. A cabeça deve estar em linha com a coluna.

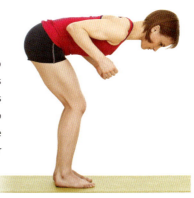

METAS:
- ✓ Promover a estabilidade do tronco
- ✓ Ensinar o controle do centro na posição em pé
- ✓ Fortalecer e tonificar todos os grupos de músculos mais importantes dos braços, dos ombros e da parte superior das costas
- ✓ Treinar os músculos que estabilizam as escápulas nas costas, enquanto os braços se movem
- ✓ Diferentes exercícios com pesos para os braços mobilizam de forma diferente os ombros, a frente do peito e a parte superior da coluna

PRECAUÇÕES

A Série Exercícios em Pé com Pesos para os Braços é recomendável para todos os níveis, do nível para principiantes ao avançado, sendo adequado para a maioria das pessoas. Entretanto, há algumas considerações, para as quais se deve atentar; elas são:

- **Para dor no pescoço e nos ombros,** trabalhe dentro de limites livres de dor e sem pesos. Talvez você tenha até mesmo que evitar esta série.
- **Para problemas nos pulsos e nos cotovelos,** prossiga com cuidado; tente, inicialmente, executar os exercícios sem os pesos.

Bíceps I

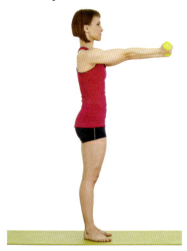 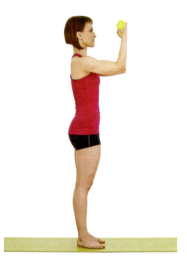

1. Fique em pé na posição de Pilates, com os braços estendidos diante do corpo, na altura dos ombros. Segure os pesos com as palmas das mãos viradas para o teto.

2. Lentamente, flexione os cotovelos, levando as mãos na direção dos ombros. Também lentamente, endireite os cotovelos deixando-os voltar à posição inicial.

FAÇA de 3 a 5 repetições.
- Concentre-se na postura.
- Escave e alongue-se a cada repetição.
- Resista ao flexionar os cotovelos e ao desdobrá-los.
- Mantenha as escápulas abaixadas.
- Respire naturalmente.

NÃO FAÇA Deixar os cotovelos caírem enquanto você os flexiona e os endireita – eles devem permanecer nivelados com os ombros.

Bíceps II

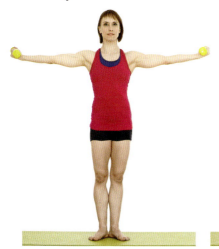 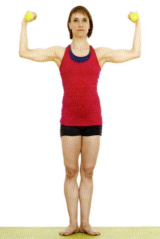

1 **Fique em pé na posição de Pilates,** abra os braços, elevando-os até a altura dos ombros, e mantenha as mãos na periferia de sua visão. Segure os pesos, com as palmas das mãos viradas para o teto.

2 **Lentamente, flexione os cotovelos,** levando as mãos na direção dos ombros. Também lentamente, endireite os cotovelos, voltando à posição inicial.

FAÇA de 3 a 5 repetições.
- Concentre-se na postura.
- Escave e alongue-se mais a cada repetição.
- Resista ao flexionar os cotovelos e ao endireitá-los.
- Mantenha as escápulas abaixadas.
- Respire naturalmente.

NÃO FAÇA Deixar os cotovelos caírem enquanto você os flexiona e os endireita – eles devem permanecer nivelados com os ombros.

Bíceps III

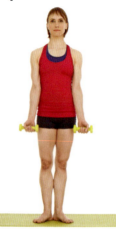 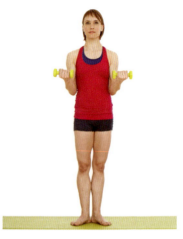

1. Fique em pé na posição de Pilates, com os braços dos lados do corpo e as palmas das mãos viradas para a frente.

2. Lentamente, flexione os cotovelos, até que formem um ângulo de 90°. Depois, também lentamente, endireite-os para voltar à posição inicial.

FAÇA de 3 a 5 repetições.
- Escave e alongue-se mais a cada repetição.
- Resista ao flexionar os cotovelos e ao endireitá-los.
- Mantenha as escápulas abaixadas.
- Mantenha as clavículas relaxadas e abertas, e os cotovelos e os pulsos em linha com os ombros.
- Concentre-se na postura.
- Respire naturalmente.

NÃO FAÇA
- Jogar os quadris para a frente no momento em que flexionar os braços.
- Deixar que os ombros rolem para a frente.
- Perder a escavação, ficando com o abdome protuberante e com o queixo projetado para fora.

Tríceps

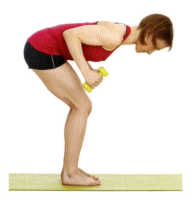 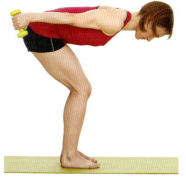

1. **Comece na posição tampo de mesa.** Flexione os cotovelos e pressione-os firmemente contra os lados do corpo. Segure os pesos, de modo que as palmas das mãos fiquem viradas uma para a outra.

2. **Leve as mãos para trás, na direção do teto,** fazendo com que os cotovelos se endireitem sem sair da posição. Flexione os cotovelos para levar as mãos de volta à posição inicial.

FAÇA de 3 a 5 repetições.
- Escave mais profundamente e aumente o alongamento da coluna a cada repetição.
- Resista para endireitar e para flexionar.
- Mantenha os cotovelos firmes e pressionados contra os lados do corpo.
- Respire naturalmente.

NÃO FAÇA Deixar que os cotovelos se movam incontroladamente.

Alongamento Lateral

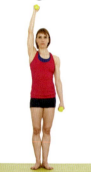 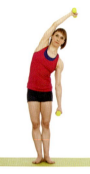 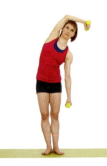

1 Inicie o exercício na posição de Pilates, mantendo os braços dos lados do corpo e as palmas das mãos viradas para dentro. Flexione o cotovelo direito e leve o braço na direção do teto, ao longo da orelha direita.

2 Inspire, escave e curve-se para a esquerda. Flexione o cotovelo, alongando-se na direção da orelha oposta. Endireite o cotovelo e alongue-se na direção da parede oposta. Volte ao centro e leve o braço de volta para o lado do corpo. Troque de braço e repita.

FAÇA de 3 a 5 repetições de cada lado.
- Mantenha o centro de força acionado o tempo todo.
- Mantenha os calcanhares firmemente apoiados no chão.
- Mantenha a pelve alinhada e os olhos voltados para a frente.
- Alongue a lateral do corpo ao se mover na direção da parede oposta.
- Mantenha ambos os lados alongados quando flexionar o corpo para o lado.

NÃO FAÇA
- Permitir que os quadris deslizem lateralmente enquanto você se alonga.
- Permitir que o calcanhar se erga do chão durante o alongamento.

Boxear

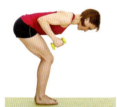 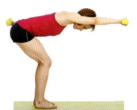 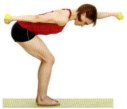

1. **Inicie na posição tampo de mesa.** Flexione os cotovelos e pressione-os firmemente contra os lados do corpo. Segure os pesos, com as palmas das mãos viradas uma para a outra.

2. **Inspire e estique um braço para a frente,** em linha com a orelha; palma da mão para baixo – o outro braço deve ser estendido para trás, com a palma da mão virada para cima. Expire e volte à posição inicial.

3. Inspire e repita, alternando os braços.

FAÇA de 3 a 5 repetições.
- Alongue os braços em oposição, como centro de força acionado.
- Mantenha a coluna alongada.
- Ao se alongar, mantenha os braços em linha com a cabeça e com o corpo.
- Mova-se devagar e de forma controlada.

NÃO FAÇA
- Não permita que os braços se agitem de forma incontrolada!
- Não permita que a coluna afunde ou fique arqueada.

Expansão do Tórax

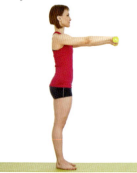 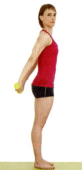 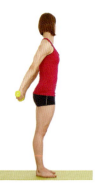

1. **Fique em pé na posição de Pilates.** Os braços devem estar na altura dos ombros, à sua frente; com os pesos em suas mãos, vire as palmas para baixo. O centro de força deve ser puxado para dentro e para cima e a parte posterior do pescoço deve estar alongada, de modo que o topo da cabeça se estenda na direção do teto.

2. **Inspire e empurre as mãos para trás,** deixando os braços roçarem levemente as laterais do seu corpo. Vire a cabeça para a direita, a partir do centro, e depois para a esquerda.

3. Expire ao virar a cabeça novamente para o centro e leve os braços para a frente, na altura dos ombros.

FAÇA de 2 a 4 repetições de cada lado.
- Deixe que as escápulas desçam pelas costas quando os braços forem para trás.
- Deixe a frente do peito aberta e o pescoço alongado.
- Inspire mais profundamente ao levar os braços para trás e virar a cabeça.
- Mantenha as costelas alinhadas com a frente do corpo.

NÃO FAÇA
- Não deixe que o queixo se projete para a frente.

"Fechar um Zíper"

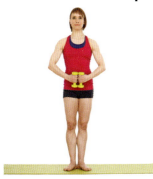 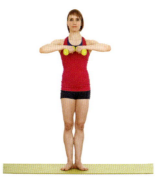

1. Fique em pé na posição de Pilates, com as mãos em frente dos quadris e as palmas viradas para você.

2. Inspire e erga os pesos, movendo-os **ao longo do centro do seu corpo**, e flexione os cotovelos para os lados. Expire e resista, ao empurrar os pesos de volta à posição inicial. Para aumentar o desafio, erga o corpo sobre os dedos dos pés, mantendo os calcanhares unidos, enquanto leva os pesos para baixo; abaixe os pés e apoie-se sobre os calcanhares enquanto ergue os pesos.

FAÇA 5 repetições.
- "Passe um zíper" em todas as suas conexões ao erguer os pesos: parte interna da coxa, escavação, costelas, que devem estar niveladas, e escápulas, que devem estar abaixadas.

NÃO FAÇA
- Não deixe que os ombros se elevem na direção das orelhas quando erguer os pesos.

Círculos com os Braços

1-2 **Fique em pé na posição de Pilates,** segurando os pesos por suas extremidades, em frente aos quadris. Leve os pesos para a frente do corpo.

3-4 **Respirando naturalmente,** faça movimentos circulares estáveis e mantenha os braços retos; comece a mover os braços para cima em frente do corpo.

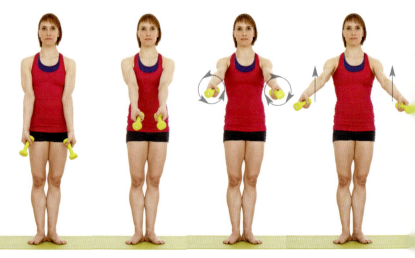

FAÇA de 3 a 5 repetições para cima e para baixo.

- Mantenha o centro de força para cima o tempo todo; isso fará com que você permaneça erguido e alongado.
- Mantenha as escápulas para baixo.
- Mantenha os braços alinhados, a partir dos ombros, passando pelos cotovelos, até os pulsos.
- Os círculos devem ser executados a partir dos ombros, sem que você mova os pulsos ou as mãos.
- Mantenha o peso para a frente, sobre os dedos dos pés, e use o centro de força para permanecer em equilíbrio.

NÃO FAÇA

- Não deixe que o centro do corpo e os quadris se agitem, enquanto você faz os círculos com os braços.
- Não deixe que os ombros se ergam na direção das orelhas, à medida que os braços forem executando os círculos para cima.

Círculos com os Braços

363

5–6 Faça oito círculos para levantar os braços.

7–8 Quando chegar em cima, faça oito círculos invertidos para abaixar os braços.

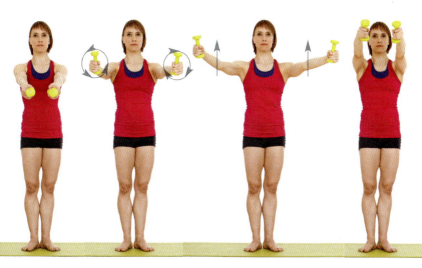

Série de Exercícios de Dez Minutos e Série de Solo Completa

Joseph Pilates se mostrava inflexível ao afirmar que a prática era vital para se obter o máximo de benefícios com o seu sistema. Ele advogava que fazer bem a sua rotina durante dez minutos era mais eficaz do que praticar por um período de tempo mais longo de forma incorreta ou simplesmente não praticar.

Este capítulo lhe oferece uma série mais breve de exercícios e a sequência de solo completa, o que lhe permitirá alcançar os benefícios do Pilates. Entretanto, evite praticar apenas os exercícios que lhe agradam ou que pareçam mais fáceis! Se você seguir a ordem estabelecida pelo sistema

Pilates, a maior parte das áreas de seu condicionamento físico será desafiada: a flexibilidade, a força, a estabilidade, a resistência e a coordenação. Se você "selecionar" alguns exercícios, provavelmente perderá vários desses importantes componentes. Também era intenção de Pilates que seu método desafiasse o sistema cardiovascular; se você executar com fluência a série de dez minutos, que se segue, e a sequência completa, elevará a sua frequência cardíaca.

"Tome a decisão de realizar seus exercícios de Pilates durante dez minutos, sem falhar." JOSEPH PILATES

Exercícios com Duas Repetições

Este treinamento consiste em 27 exercícios e levará apenas dez minutos. Não fique tentado a sacrificar a precisão e o controle em favor da velocidade; mantenha-se concentrado e poderá permanecer fiel aos princípios do Pilates.

Siga o Programa Intermediário (ver pp. 128-211), acrescentando a ele a série Flexões dos Braços, que fazem parte do Programa Avançado; contudo, em vez de completar o total das repetições, atenha-se apenas a duas repetições de cada exercício. Execute Transições perfeitas, precisas, e passe para o movimento seguinte, criando uma sensação de fluência. Ao terminar o treinamento você se sentirá energizado, alongado e pronto para enfrentar o mundo. Aqui está a lista que compõe os Exercícios com Duas Repetições.

EXERCÍCIO

1. Os Cem (pp. 130-1)
2. Rolar para Cima (pp. 132-5)
3. Círculos com Uma Perna (pp. 136-9)
4. Rolar como Uma Bola (pp. 140-1)

SÉRIES DE CINCO ABDOMINAIS:

5. * Alongamento de Uma Perna Só (pp. 142-3)
6. * Alongamento Duplo das Pernas (pp. 144-5)
7. * Alongamento de Uma Perna Estendida "Tesoura" (pp. 146-7)
8. * Alongamento Duplo com as Pernas Estendidas "Erguimentos Mais Baixo" (pp. 148-51)
9. * Movimento cruzado (pp. 152-3)
10. Alongamento da Coluna para a Frente (pp. 154-7)
11. Balanço com as Pernas Separadas – Preparação (pp. 158-61)
12. Saca-Rolhas I (pp. 162-5)
13. Serrote (pp. 166-7)
14. Rotação do Pescoço do Cisne (pp. 168-9) + Posição de Repouso (pp. 170)
15. Preparação para a Ponte de Ombros (pp. 172-5)

SÉRIES DE PONTAPÉS LATERAIS:

16. * Para a Frente e Para Trás (pp. 176-9)
17. * Para Cima e Para Baixo (pp. 180-1)
18. * *Passé* (pp. 182-5)
19. * Círculos (pp. 186-7)
20. * Erguimentos e Círculos com a Parte Interna da Coxa (pp. 188-91)
21. Desafiador 1 Perna (pp. 192-5)
22. Desafiador 1 (pp. 196-9)
23. Natação (pp. 200-3)
24. Apoio Frontal para a Elevação da Perna (pp. 204-5)
25. Sereia (pp. 206-9)
26. Foca (pp. 210-11)
27. Série Flexões (pp. 346-9)

Exercícios com Duas Repetições

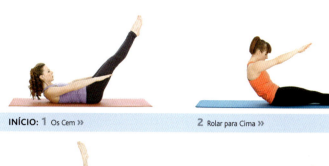

INÍCIO: 1 Os Cem »
2 Rolar para Cima »

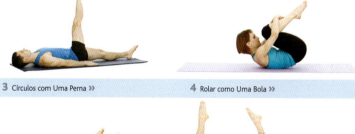

3 Círculos com Uma Perna »
4 Rolar como Uma Bola »

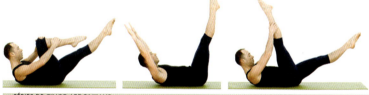

SÉRIES DE CINCO ABDOMINAIS:
5 Alongamento de Uma Perna Só » **6** Alongamento Duplo das Pernas » **7** Alongamento de Uma Perna Estendida "Tesoura"»

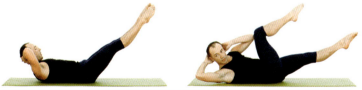

SÉRIES DE CINCO ABDOMINAIS:
8 Alongamento Duplo com as Pernas Estendidas » **9** Movimento Cruzado »

Exercícios de Dez Minutos

368

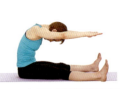 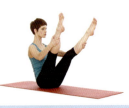 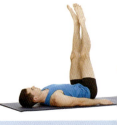

10 Alongamento da Coluna para a Frente » **11** Balanço com as Pernas Separadas » **12** Saca-Rolhas I »

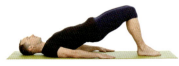 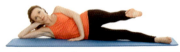

15 Preparação para a Ponte de Ombros »

SÉRIES DE PONTAPÉS LATERAIS:
16 Para a Frente e Para Trás »

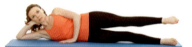 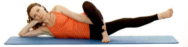

SÉRIES DE PONTAPÉS LATERAIS:
19 Círculos »

20 Erguimentos e Círculos com a Parte Interna da Coxa »

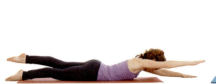 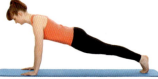

23 Natação »

24 Apoio Frontal para a Elevação da Perna »

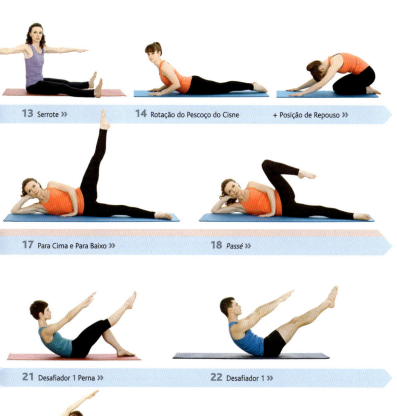

13 Serrote »   **14** Rotação do Pescoço do Cisne   + Posição de Repouso »

17 Para Cima e Para Baixo »   **18** *Passé* »

21 Desafiador 1 Perna »   **22** Desafiador 1 »

  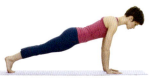

25 Sereia »   **26** Foca »   **27** Séries Flexões dos Braços »   **FINAL**

Série de Solo Completa

"Se você executar religiosamente os exercícios de Pilates, somente quatro vezes por semana e por apenas três meses... descobrirá que o desenvolvimento do seu corpo se aproxima do ideal, sendo acompanhado por um renovado vigor mental e elevação espiritual." JOSEPH PILATES

Esta seção lhe oferece uma ferramenta de apoio para sua prática do Pilates. Aqui, você encontrará, em ordem sequencial, a série completa de exercícios de solo dos programas intermediário e avançado, ilustrada com fotografias, que servirão como lembretes; a série vem acompanhada pelo número máximo de repetições, para facilitar e evitar interrupções enquanto você pratica.

Siga a ordem dos exercícios, trabalhe com precisão e use as Transições entre os exercícios, que aprendeu com as descrições mais detalhadas apresentadas neste livro, assegurando-se de fluir suavemente de um exercício para o seguinte. Exclua quaisquer exercícios que não sejam apropriados para o seu corpo e lembre-se de usar quaisquer Modificações de que necessite. Agora comece a praticar!

EXERCÍCIOS	NÚMERO MÁXIMO DE REPETIÇÕES
1 Os Cem (pp. 214–17)	100 bombeamentos, 10 respirações
2 Rolar para Cima (pp. 218–21)	5
3 Rolar para Cima do Corpo (pp. 222–5)	3 em cada direção
4 Círculos com Uma Perna (pp. 226–9)	5 em cada direção e com cada perna
5 Rolar com Uma Bola (pp. 230–1)	8 repetições
SÉRIE DE CINCO ABDOMINAIS:	
6 • Alongamento de Uma Perna Só (pp. 232–3)	10
7 • Alongamento Duplo das Pernas (pp. 234–5)	10
8 • Alongamento de Uma Perna Estendida "Tesoura" (pp. 236–7)	10
9 • Alongamento Duplo com as Pernas Estendidas "Erguimentos Mais Baixos" (pp. 238–41)	10
10 • Movimento Cruzado (pp. 242–3)	10
11 Alongamento da Coluna para a Frente (pp. 244–7)	5

EXERCÍCIOS	NÚMERO MÁXIMO DE REPETIÇÕES
12 Balanço com as Pernas Separadas (pp. 248–51)	8
13 Saca-Rolhas I (pp. 162–5)	4 em cada direção
14 Saca-Rolhas II (pp. 252–53)	4 em cada direção
15 Serrote (pp. 254–7)	5
16 Rotação do Pescoço do Cisne (pp. 168–71)	2 rolamentos do pescoço, 1 erguimento na direção do centro
17 Mergulho do Cisne (pp. 258–61)	5
18 Chutes com Uma Perna (pp. 262–3)	5 com cada perna
19 Chutes com as Duas Pernas (pp. 264–5)	3 séries
20 Posição de Repouso (pp. 170)	–
21 Alongamento do Pescoço (pp. 266–9)	5
22 Tesoura (Apoio sobre os Ombros) (pp. 270–1)	3 com cada perna
23 Bicicletas (Apoio sobre os Ombros) (pp. 272–5)	3 séries em cada direção
24 Preparação para a Ponte de Ombros (pp. 172–5)	5 elevações da pelve; 3 vezes cada perna ao executar o passo mais avançado
25 Ponte de Ombros (pp. 276–9)	3 elevações com cada perna
26 Rotação da Coluna (pp. 280–1)	3 em cada direção
27 Canivete (pp. 282–5)	3
SÉRIES DE PONTAPÉS LATERAIS:	
28 • Para a Frente e Para Trás (pp. 286–9)	10
29 • Para Cima e Para Baixo (pp. 290–1)	5
30 • *Passé* (pp. 292–3)	3 em cada direção e com cada perna
31 • Círculos (pp. 294–5)	8
32 • Erguimentos e Círculos com a Parte Interna da Coxa (pp. 296–7)	8
33 • "Batata Quente" (pp. 298–9)	4 séries de batidas leves com o calcanhar e de chutes
34 • Grande Círculo com a Perna (pp. 300–3)	3 em cada direção
35 • Bicicleta (pp. 304–7)	3 em cada direção
36 Transição Batidas dos Calcanhares em Decúbito (pp. 190)	contar até 10
37 Desafiador 1 (pp. 308–11)	3
38 Desafiador II (pp. 312–13)	3
39 Desafiador III (pp. 314–15)	3
40 Cancã (pp. 316–19)	3
41 Círculos com os Quadris (pp. 320–3)	3 séries de círculos em cada direção
42 Natação (pp. 324–5)	2 séries de inspiração/expiração
43 Elevação da Perna com Apoio Frontal (pp. 326–9)	3 com cada perna
44 Elevação da Perna com Corpo Voltado para Cima (pp. 330–3)	3 com cada perna
45 Série de Pontapés Laterais de Joelhos (pp. 334–7)	4 pontapés de cada lado
46 Flexões Laterais na Posição Sereia (pp. 338–9)	3 elevações de cada lado
47 Bumerangue (pp. 340–3)	4
48 Foca (pp. 344–5)	8
49 Flexões dos Braços (pp. 346–9)	3 séries de 3 flexões

Série de Solo Completa

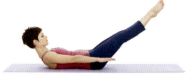

INÍCIO: 1 Os Cem »

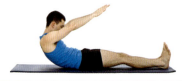

2 Rolar para Cima »

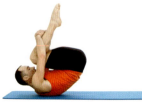

5 Rolar com Uma Bola »

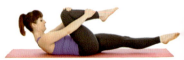

SÉRIE DE CINCO ABDOMINAIS:
6 Alongamento de Uma Perna Só »

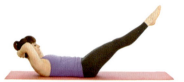

SÉRIE DE CINCO ABDOMINAIS:
9 Alongamento Duplo com as Pernas Estendidas »

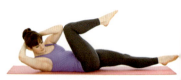

10 Movimento Cruzado »

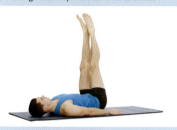

13 Saca-Rolhas I »

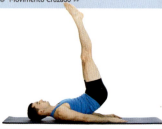

14 Saca-Rolhas II »

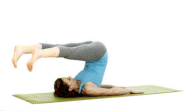
3 Rolar para Cima do Corpo »

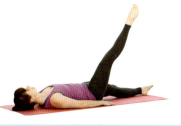
4 Círculos com Uma Perna »

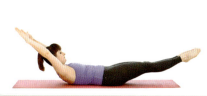
7 Alongamento Duplo das Perna »

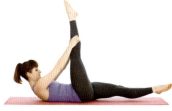
8 Alongamento de Uma Perna Estendida "Tesoura" »

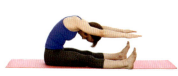
11 Alongamento da Coluna para a Frente »

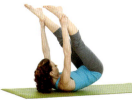
12 Balanço com as Pernas Separadas »

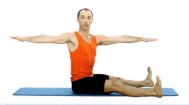
15 Serrote »

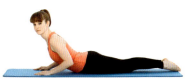
16 Rotação do Pescoço do Cisne »

Exercícios de Dez Minutos

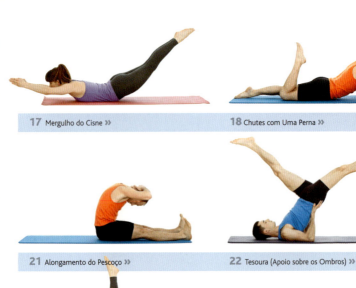

17 Mergulho do Cisne »

18 Chutes com Uma Perna »

21 Alongamento do Pescoço »

22 Tesoura (Apoio sobre os Ombros) »

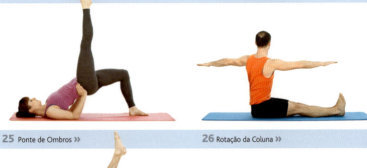

25 Ponte de Ombros »

26 Rotação da Coluna »

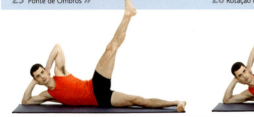

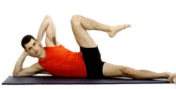

SÉRIE DE PONTAPÉS LATERAIS:
29 Para Cima e Para Baixo »

30 *Passé* »

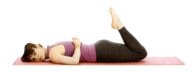
19 Chutes com as Duas Pernas »

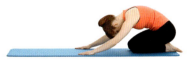
20 Posição de Repouso »

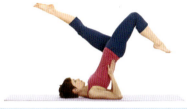
23 Bicicletas (Apoio sobre os Ombros) »

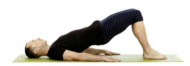
24 Preparação para a Ponte de Ombros »

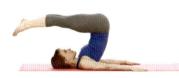
27 Canivete »

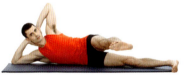
SÉRIE DE PONTAPÉS LATERAIS::
28 Para a Frente e Para Trás »

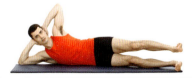
31 Círculos »

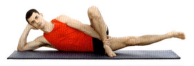
32 Erguimentos e Círculos com a Parte Interna da Coxa »

Série de Solo Completa

Exercícios de Dez Minutos

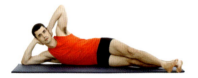

SÉRIE DE PONTAPÉS LATERAIS:
33 "Batata Quente" »

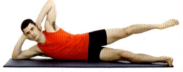

34 Grande Círculo com a Perna »

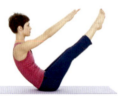

37 Desafiador I »

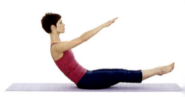

38 Desafiador II »

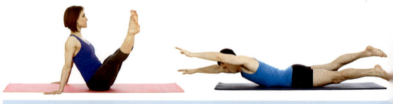

41 Círculos com os Quadris »

42 Natação »

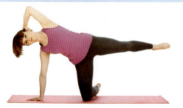

45 Série de Pontapés Laterais de Joelho »

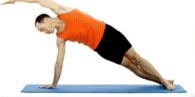

46 Flexões Laterais na Posição Sereia »

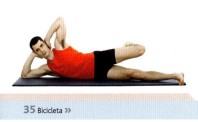
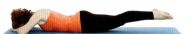

35 Bicicleta »   36 Transição Batidas dos Calcanhares em Decúbito »

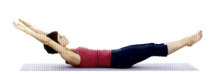
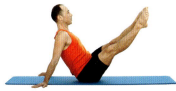

39 Desafiador III »   40 Cancã »

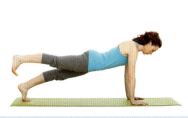
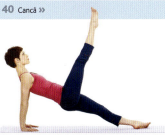

43 Elevação da Perna com Apoio Frontal »   44 Elevação da Perna com Corpo Voltado para Cima »

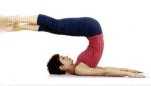

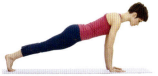

47 Bumerangue »   48 Foca »   49 Flexões dos Braços »   **FINAL**

Série de Solo Completa

377

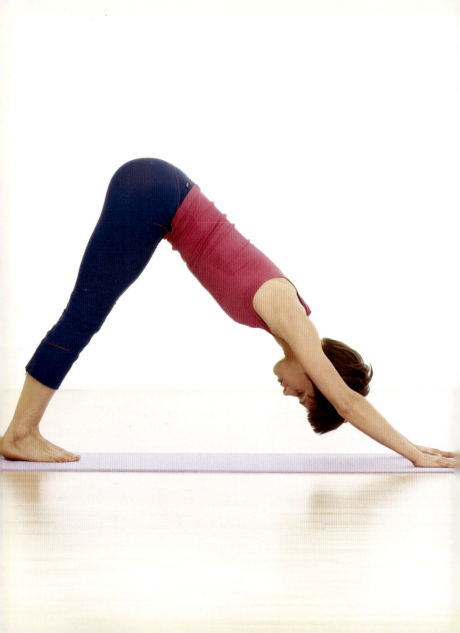

Pilates em sua Vida Diária

À medida que o seu preparo físico e a percepção do seu corpo forem aumentando, com a prática, você passará a sentir as mudanças em seu corpo enquanto estiver executando os exercícios. O próximo passo será usar esses princípios como parte de sua rotina diária.

"O Pilates desenvolve o corpo de maneira uniforme, corrige posturas incorretas, restabelece a vitalidade, revigora a mente e eleva o espírito."
JOSEPH PILATES

Postura e Movimento

"Uma boa postura poderá ser adquirida com sucesso somente quando o mecanismo inteiro do corpo estiver sob perfeito controle. Um porte gracioso se seguirá como uma decorrência natural desse processo."
JOSEPH PILATES

Uma boa postura tem um significado muito maior do que simplesmente agradar àquelas pessoas, presentes em sua vida, que podem tê-lo criticado quando criança, lembrando-o de "sentar-se direito/ficar em pé ereto! Uma boa postura é sinal de um corpo saudável, com mínimas restrições e limitações nas articulações, músculos e ligamentos, e com um bom controle central.

Um alinhamento postural saudável significa conseguir e manter o seguinte:

- As três curvas normais da coluna, isto é: as concavidades naturais do pescoço e da parte inferior das costas, e um suave arredondamento da coluna torácica
- Alinhamento no plano horizontal: ambas as orelhas, ombros, quadris, joelhos e tornozelos nivelados entre si
- Alinhamento da linha central: nariz sobre o esterno e ambos, por sua vez, alinhados sobre o osso púbico
- Alinhamento do plano anterior/posterior: joelhos sobre os tornozelos, quadris sobre os joelhos, ombros diretamente sobre a pelve, a cabeça assentada, em equilíbrio, sobre o pescoço, e os olhos no nível do horizonte
- Distribuição uniforme do peso sobre os pés; a linha de prumo deve cair exatamente em frente dos tornozelos, ficando equidistante dos dois pés.

Os músculos do centro de força atuam de maneira muito semelhante à de um espartilho tradicional, sustentando a coluna entre a pelve e as costelas. Quando o centro de força está ativo, ele deve contribuir para "descarregar" ou "descomprimir" a coluna, sempre que o corpo estiver estático, caminhando, fazendo movimentos de rotação e sendo flexionado. Se a coluna não estiver sendo adequadamente sustentada pelos músculos profundos do centro do corpo, os discos e as articulações da coluna podem sofrer uma compressão e uma sobrecarga muito maiores. Isso se agrava com a rotação, flexão ou distensão da coluna, ou com a má postura por tempo prolongado.

MÁ POSTURA

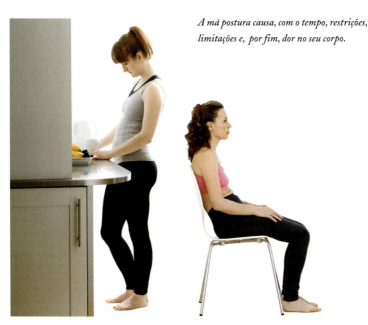

A má postura causa, com o tempo, restrições, limitações e, por fim, dor no seu corpo.

Levar para a vida diária os princípios do Pilates, como aplicados no trabalho sobre o colchonete, pode causar um impacto benéfico imediato em sua postura e em seu corpo. Você pode fazer sua escavação (e ativar o centro de força e outras conexões) enquanto espera, em pé, que a água da chaleira ferva; enquanto está sentado à sua mesa de trabalho; enquanto caminha pelo escritório durante o expediente ou se curva para pegar alguma coisa no chão. A escavação vai erguer e alongar a sua coluna e aumentar o seu bem-estar; ela pode até mesmo elevar os seus níveis de energia. O uso do centro de força, durante exercícios como correr, caminhar ou andar de bicicleta, protege sua coluna, ajudando-o a acionar o assoalho pélvico e lhe proporcionar um impulso que vai levá-lo a sentir que dispõe de um suprimento adicional de energia.

BOA POSTURA

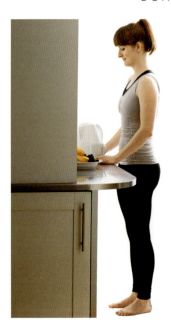

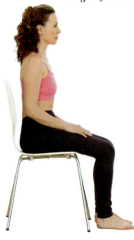

Uma boa postura vai ajudá-lo a manter articulações saudáveis e uma coluna saudável, além de fazê-lo parecer cheio de energia e jovem.

ATIVE SEU CENTRO DE FORÇA EM SUA VIDA DIÁRIA

Antes de começar a praticar o sistema Pilates, a região do seu corpo, conhecida como centro de força, não é, provavelmente, algo de que você tenha consciência. Se começar a usar ativamente seu centro de força durante todo o dia, vai aumentar sua percepção dessa parte do seu corpo. Isso, por sua vez, levará a um aumento da atenção; você se sintonizará melhor com o seu corpo, com a maneira como ele se sente e com a posição que ele ocupa no espaço – se tornará mais consciente das posturas menos desejáveis e, por outro lado, será capaz de se movimentar mais corretamente e de adotar melhores posturas. A atenção maior no seu corpo fará com que você mantenha seu centro de força naturalmente ativo, por força do hábito e não por meio de um pensamento consciente; esse processo resultará num corpo menos sujeito à dor e às lesões – sem esquecer uma maior sensação de bem-estar que ele lhe proporcionará.

O Pilates, portanto, não é apenas algo para seguir quando você estiver em seu colchonete de exercícios; use seu centro de força e os princípios do Pilates enquanto se ocupa de suas atividades diárias e colherá muitos benefícios. Naturalmente, esses benefícios serão maiores se o seu estilo de vida incluir boas horas de sono, exercícios regulares e uma alimentação saudável.

Pilates para Circunstâncias Especiais

Este livro contém muitas adaptações de exercícios para diferentes problemas de saúde, mas o espaço não permite que ofereçamos conjuntos especializados de exercícios de Pilates para cada tipo de queixa ou doença, o que também iria exigir uma avaliação individual. Portanto, aqui estão algumas instruções gerais para o uso do Pilates enquanto você estiver se recuperando de uma lesão ou em caso de problemas de saúde:

- *Sempre* consulte um profissional de saúde – seu médico, fisioterapeuta, quiropata ou osteopata, ou qualquer outro profissional de saúde com que você se trate – antes de praticar Pilates ou voltar a praticá-lo após uma lesão.
- Procure um instrutor de Pilates que tenha recebido treinamento numa instituição reconhecida e seja experiente no ensino do Pilates para pessoas com problemas de saúde.
- Faça sessões individuais com seu instrutor, em vez de participar de um grupo. Isso implicará custos mais elevados, porém os benefícios compensarão. Você pode estabelecer metas específicas, junto com seu instrutor, e praticar exercícios de Pilates que correspondam às suas necessidades individuais.
- Desenvolva a percepção corporal, de modo que você fique atento ao que estiver ocorrendo em seu corpo. Nunca se exercite sentindo dor.
- Aprenda os Fundamentos no Capítulo 3 (ver pp. 58-83).
- A seguir, comece sua prática pelo Programa para Principiantes (ver pp. 84-127).
- Use as Modificações apresentadas nas instruções para cada exercício, adaptando-o a você.
- Nunca vá além da sua capacidade, ao praticar os exercícios.

Agora vamos examinar as recomendações para problemas de saúde específicos.

DORES LOMBARES

Há muitas razões pelas quais as pessoas sofrem de dor na coluna; entre elas estão problemas posturais, lesões, desgaste ou doenças. Com frequência, a dor se deve à má postura e a subsequentes mudanças na estrutura e no alinhamento dos músculos, dos ligamentos e dos ossos. A dor nas costas causada por problemas posturais responde bem ao Pilates.

Lembre-se de que os músculos abdominais sustentam a coluna. Ao fazer um exercício deitado de costas, quanto mais você abaixar as pernas ou as alongar, afastando-as do corpo, mais sobrecarregará a coluna – e mais será exigido dos músculos abdominais. Se você tiver um problema de coluna, os músculos abdominais talvez já sejam mais fracos; por isso, não abaixe demais as pernas e mantenha os movimentos controlados e próximos do corpo, para minimizar a carga sobre a coluna. Mantenha os abdominais acionados durante os exercícios e apoie o centro de força, por meio de outras conexões em seu corpo – o *wrap* das nádegas e coxas e a conexão entre as costelas e escápulas. A posição mais segura para iniciar os exercícios é deitar-se de costas, com os joelhos flexionados; quando você estiver preparado para incluir movimentos maiores e mais desafiadores, um bom instrutor poderá guiá-lo. Movimentos que exigem flexão e rotação precisam ser incorporados com cuidado e orientação, no momento em que o corpo estiver pronto.

PROBLEMAS NO PESCOÇO

A dor causada por problemas no pescoço é comum e pode levar a outros sintomas desagradáveis, incluindo dores de cabeça e tensão muscular. Ao se executar os exercícios do Pilates na posição deitada, a cabeça frequentemente permanece erguida; contudo, se isso lhe causar dor, mantenha a cabeça abaixada – nessa posição a parte posterior do pescoço deve ser mantida alongada; imagine que está estendendo o topo da cabeça na direção da parede atrás de você. Se a parte posterior do pescoço estiver rígida, isso impedirá o movimento; o queixo se projeta na direção do teto e a parte de trás do pescoço é "esmagada". Use um bloco ou um pequeno travesseiro sob

Quando você estiver estendido sobre o colchonete, a rigidez no pescoço fará com que o queixo se projete na direção do teto, além de comprimir as articulações do pescoço, tornando a posição indesejável.

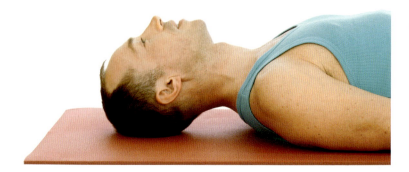

a cabeça; experimente blocos ou travesseiros de diferentes alturas, até que a parte posterior do pescoço dê a sensação de que está alongada e o queixo se incline levemente na direção do peito.

Se os músculos abdominais não forem fortes o bastante para executar um exercício em particular, você tenderá a sustentar o corpo usando a cabeça e o pescoço, o que pode causar considerável pressão e dor no pescoço.

Durante os exercícios de solo, você se deitará de bruços e de lado, além de se deitar de costas. Se sentir dor no pescoço, será necessário apoiar a cabeça, de modo que o pescoço permaneça alongado e em linha com o resto da coluna; evite retesar e pressionar o pescoço.

Ao buscar uma posição ideal para a cabeça e o pescoço, pode ser necessário que você use um bloco, para alongar a parte posterior do pescoço.

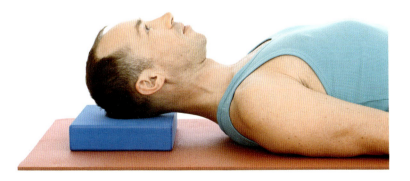

Pilates nos Diferentes Estágios da Vida

Assim como é possível alterar a abordagem do Pilates, dependendo do seu estado de saúde, você também pode modificá-lo ao longo dos diferentes estágios da vida, como, por exemplo, durante a gravidez, na adolescência ou na terceira idade.

GRAVIDEZ

O Pilates é muito procurado durante a gravidez, não apenas por ser um método seguro, mas também por ser uma forma de exercício que beneficia particularmente o corpo da mulher à medida que ele vai mudando durante a gravidez. Entretanto, é preciso fazer considerações muito importantes com relação à prática de Pilates na gravidez, devido às mudanças que ocorrem no corpo da mulher gestante:

- Um hormônio chamado relaxina começa a ser liberado a partir da concepção e permanece no corpo da mulher durante algum tempo após o nascimento do bebê. A relaxina ajuda a afrouxar os ligamentos e outros tecidos conjuntivos, permitindo que os ossos pélvicos fiquem mais soltos e deem passagem para o bebê durante o parto. A relaxina, entretanto, não afeta somente os ligamentos dos ossos pélvicos, mas todos os ligamentos do corpo, aumentando, portanto, o risco de lesões e de instabilidade. Um alongamento exagerado ou a falta de orientações corretas, além de exercícios de alto impacto, má postura ou mau alinhamento durante o exercício, podem aumentar consideravelmente o risco de lesões na mulher grávida. Para se prevenir lesões durante os exercícios, é preciso levar em conta os efeitos que a relaxina tem sobre o corpo durante a gravidez.

- Nos últimos estágios da gravidez, a posição de costas no chão pode causar vertigem, uma vez que o peso do bebê pode comprimir alguns vasos sanguíneos importantes, dificultando o retorno do sangue ao coração. Isso pode ocorrer a partir do início do segundo trimestre de gravidez, quando o bebê começa a crescer e o abdome começa a se expandir. Exercícios na posição deitada são geralmente considerados seguros durante o primeiro trimestre da gravidez, mas não são recomendáveis depois disso.

- A mudança no formato do corpo da mulher influencia a postura e o alinhamento da coluna e da pelve. O abdome expandido e os seios mais volumosos podem acentuar a curvatura na parte inferior das costas (lordose), deixar os ombros caídos e fazer com que a pelve se incline para a frente. Com o aumento do peso, essas mudanças posturais podem causar pressão nas articulações, nos músculos e nos ligamentos, e, devido ao efeito adicional do hormônio relaxina, algumas mulheres sentem dor nas costas, na pelve e nas articulações. A mudança no corpo da mulher também limita as posições nas quais ela pode se exercitar. O Pilates de solo, em sua forma pura, não é o exercício ideal para uma mulher grávida. Se você já pratica Pilates regularmente, talvez possa continuar com um instrutor qualificado durante o primeiro trimestre e, fazendo modificações, após esse período. Contudo, se pretende se juntar a um grupo como iniciante, é importante que frequente uma aula especializada e encontre um instrutor que tenha treinamento e conhecimento para orientar gestantes. No entanto, existem componentes do sistema Pilates que são positivamente benéficos durante a gestação; aulas pré-natais, conduzidas por especialistas e baseadas no sistema Pilates, podem ser divertidas e benéficas.

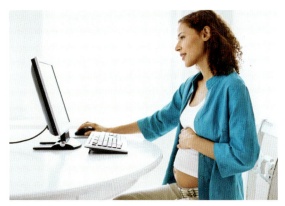

O Pilates durante a gravidez, sob a orientação de um instrutor especializado, pode oferecer muitos benefícios à mulher grávida.

JOVENS E ADOLESCENTES

Joseph Pilates sentia que a sociedade prestava um desserviço às crianças e aos jovens ao lhes impor as restrições da vida moderna, que os levava a estilos de vida sedentários e a uma má postura desde a mais tenra idade. Ele almejava que seu sistema de exercícios fosse ensinado às crianças, para evitar que cultivassem hábitos nocivos da vida moderna desde cedo, carregando-os consigo até a idade adulta.

Hoje, devido ao aumento dos níveis de obesidade na infância, coloca-se uma grande ênfase na importância de as crianças se exercitarem e serem ativas. O Pilates tem muito a oferecer ao corpo em desenvolvimento, treinando todos os aspectos do condicionamento físico de uma maneira controlada, em sintonia com o que conhecemos sobre como as crianças deveriam se exercitar.

Jovens e adolescentes podem obter os seguintes benefícios com a prática do Pilates:

- **FLEXIBILIDADE:** O Pilates treina a flexibilidade de maneira controlada. Como as crianças têm, naturalmente, articulações muito flexíveis, elas não precisam ser incentivadas à maior amplitude possível aos seus movimentos. Contudo, à medida que se desenvolvem, é importante que pratiquem exercícios de flexibilidade, pois suas estruturas crescem em ritmos diferentes.
- **EQUILÍBRIO MUSCULAR:** O Pilates visa a estimular o alinhamento simétrico e contrabalançar quaisquer desequilíbrios musculares, antes que estes se tornem permanentes. Os problemas posturais ocorrem desde a adolescência, devido à má postura durante intensos períodos de estudo, a esportes que estimulam a dominância unilateral (como hockey e tênis), e aos períodos prolongados que os adolescentes costumam passar diante do computador ou do videogame.
- **RESISTÊNCIA:** O Pilates ajuda a promover a resistência, um aspecto do condicionamento físico que infelizmente é prejudicado pelo estilo de vida sedentário.
- **CONCENTRAÇÃO E CONEXÃO ENTRE MENTE E CORPO:** Ao ensinar o adolescente a ter percepção do próprio corpo, o Pilates o ajuda a se conhecer melhor, favorecendo a autoestima e o cultivo de uma autoimagem positiva.

A adolescência é uma ótima fase para se iniciar a prática do Pilates e se começar a ver e sentir os benefícios que a prática desse sistema pode trazer.

TERCEIRA IDADE

O Pilates tem muito a oferecer a pessoas de mais idade, pois é uma forma de exercício de baixo impacto, que exerce um mínimo de pressão sobre as articulações, ao contrário do levantamento de pesos e dos exercícios repetitivos praticados em outros programas de exercícios. Com sua ênfase no movimento controlado, o Pilates treina a força dos músculos para que eles ajudem a apoiar as articulações, em vez de sobrecarregá-las, causando um estresse ainda maior.

Sabemos que, com o passar dos anos, alguns grupos de músculos estratégicos perdem massa e força, principalmente quando a pessoa também é sedentária. A perda de força muscular leva a um desequilíbrio muscular característico, associado a uma postura curvada, ombros e parte superior da coluna envergados, projeção do queixo e rigidez no pescoço, além da diminuição da curvatura lombar – tudo isso resultando em perda de altura. Entretanto, há também fortes evidências de que o treinamento da força é eficaz na terceira idade; na realidade, parte da perda de massa e da força muscular é reversível – uma ótima razão para nos mantermos ativos e continuarmos nos exercitando!

O Pilates, por sua própria natureza, ajuda a corrigir desequilíbrios musculares, ajuda a contrabalançar uma postura curvada e a alongar e estender todo o corpo. Por isso, ele é uma forma de exercício altamente benéfica para as pessoas da terceira idade, quando aplicado com cuidado e atenção às devidas modificações.

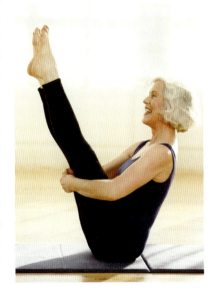

Glossário

Atenção: estado em que se está presente no aqui e agora, com a exclusão de outras distrações.

Autorresistência: usar um músculo contra outro; se você trabalhar com a autorresistência, se moverá vigorosamente, resistindo ao seu próprio movimento, em vez se mover de forma frouxa, solta, deixando os membros sem controle.

Balístico: termo usado para descrever um movimento executado com um impulso e velocidade maior, e não com controle e precisão.

Banda iliotibial: faixa fibrosa e espessa que vai da pelve ao joelho. Grandes músculos ao redor do quadril e da pelve se ligam à banda iliotibial; esta está envolvida no movimento e na estabilidade do quadril e do joelho.

Centralização: um dos seis princípios do Pilates; ele se refere ao trabalho a partir do centro (o centro de força e a linha central) e está ligado ao conceito de se estar mentalmente concentrado e "presente no momento" enquanto pratica o Pilates.

Centro de força ou *powerhouse*: faixa ao redor da região central do corpo composto dos músculos profundos do abdome e da coluna, do assoalho pélvico e do diafragma, com os outros músculos abdominais e das costas assentados sobre os primeiros; o centro de força é sustentado pelos glúteos e pela parte interna das coxas.

Cóccix: pequeno osso triangular, localizado na base da coluna.

Coluna neutra: posição que a coluna adota quando acompanha as curvas naturais do corpo. Quando a pessoa está deitada no colchonete, a gravidade ameniza as curvas naturais e a curvatura na parte inferior da coluna fica menor, mas a coluna não está nem arqueada nem forçada para baixo, de encontro ao colchonete.

Contrologia: nome original do sistema atualmente conhecido como Pilates.

Curva C: a posição que a coluna adota durante certos movimentos, quando ela adquire a forma de uma letra "C" maiúscula. O centro de força ergue a coluna e, assim, cada vértebra é separada uma da outra, as costelas são erguidas, afastando-se da pelve, enquanto os abdominais são contraídos na direção da coluna.

***Elders* (anciãos):** alguns dos primeiros alunos de Joseph Pilates, escolhidos por ele para transmitir seus métodos, crenças e princípios.

Endorfinas: substâncias químicas naturais, secretadas pelo cérebro durante o exercício, que contribuem para o alívio da dor e produzem uma sensação de bem-estar.

Erros comuns: erros que frequentemente ocorrem quando os exercícios de Pilates são executados. A consciência desses erros evita que os movimentos sejam executados de forma incorreta e com menos precisão.

Escavar: ação de contrair os abdominais para dentro e para cima, com o objetivo de ajudar a estabilizar a coluna e a descomprimi-la durante o movimento; a escavação auxilia na manutenção de uma boa postura.

Escoliose: condição fisiológica na qual ocorre uma curvatura anormal da coluna para um dos lados.

"Esforço com facilidade": movimentos suaves e fluentes, que evitam apertar, retesar, fazer esforços violentos e prender a respiração.

Estabilidade do centro: termo que descreve os músculos profundos do abdome, da coluna e do assoalho pélvico, quando estão acionados e trabalham harmonicamente entre si e com músculos mais superficiais, proporcionando um centro forte para um corpo forte.

Flexionar: dobrar uma articulação, normalmente para dentro, na direção do corpo. Se considerarmos o tornozelo, o pé se ergue na direção da parte inferior da perna.

Flexores dos quadris: músculos fortes e dominantes, localizados no tronco e na coxa, e que flexionam o quadril, trazendo a perna para mais perto do corpo. Eles podem se retesar se a pessoa permanecer sentada por um período de tempo prolongado ou devido à má postura.

Forçar para baixo: pressionar com força a coluna sobre o colchonete, com os músculos abdominais salientes, normalmente enquanto se prende a respiração. Esse movimento pressiona o assoalho pélvico, não aciona os músculos corretos nem se sustenta depois da expiração.

Fundamentos: exercícios preliminares do Pilates, que ensinam o alinhamento sobre o colchonete e a escavação dos músculos abdominais, com o objetivo de estabilizar a coluna e a pelve, enquanto se impõe suavemente movimentos à parte superior do corpo. Eles ensinam padrões corretos de movimento, visando a corrigir padrões incorretos, e contribuem para a aprendizagem de movimentos mais amplos.

Holístico: tratamento da pessoa como um todo – mente, corpo e espírito – e não somente de um sistema do corpo, isoladamente, sem a consciência do impacto que uma desordem específica pode ter sobre outros sistemas do organismo. O tratamento holístico de uma pessoa leva em consideração a maneira como ela funciona em sua totalidade.

Imprimir: na posição deitada, manter a coluna suavemente de encontro ao colchonete, de modo que ela não se arqueie, sem forçar as costas para baixo deixando os abdominais salientes.

Ísquios: Nome popular dos túberes esquiáticos, duas protuberâncias da pelve sobre as quais apoiamos o peso do corpo quando estamos sentados.

Linha central: linha mediana do corpo, que corre a partir do topo da cabeça, passando pelo nariz, esterno, umbigo, osso púbico, e se mantém a uma distância igual dos tornozelos.

Modalidade que integra mente-corpo-espírito: método holístico que abrange os três aspectos da saúde, em vez de doenças isoladas ou desconexas.

Modificações: variações feitas nos exercícios, que você pode seguir, com o objetivo de adaptá-los às suas próprias necessidades; use-as para conseguir realizar um exercício de maneira segura ou como etapas que vão ajudá-lo, com o tempo, a alcançar a forma ideal do exercício.

Músculos glúteos: três grandes músculos que compõem as nádegas e têm dois papéis importantes; mover a perna para trás e para o lado, e também estabilizam a pelve quando se está em pé e se caminha.

Osteopenia: patologia na qual a densidade óssea é mais baixa do que o normal; ela, com frequência, pode ser considerada uma precursora da osteoporose (ver abaixo).

Osteoporose: doença na qual os ossos se tornaram menos densos, devido à perda de minerais ósseos, levando a um aumento do risco de fraturas.

Oxigenação: processo pelo qual oxigênio é absorvido em diferentes partes do organismo.

Pelve neutra: quando a pelve está numa posição intermediária – nem rolada sob o corpo nem rolada para fora.

Pelve: três diferentes ossos, que se unem para formar um anel. Ela conecta o tronco às pernas; a coluna se liga à pelve por intermédio do sacro e os fêmures formam a articulação do quadril com a pelve.

Pontos de precisão: indicadores que o ajudam a fazer os exercícios com exatidão e a evoluir no sentido da forma ideal de cada exercício.

Posição de Pilates: posição que as pernas adotam quando a parte posterior das coxas e as nádegas estão ativas e formam um *wrap* (como se estivessem envolvidas por uma faixa apertada); as pernas se voltam levemente para fora; os calcanhares e as pernas permanecem pressionados entre si e os dedos dos pés são suavemente virados para fora. A posição de Pilates pode ser usada quando se está em pé e quando as pernas estão levantadas.

Precauções: pontos que requerem atenção em cada exercício, caso você apresente uma fraqueza específica, limitação ou problema de saúde.

Programa Avançado: um programa de exercícios que exige esforço e mostra o Pilates como ele foi criado: dinâmico, forte e desafiador. Os exercícios avançados devem ser acrescentados ao seu programa intermediário em ordem, um por um, quando o corpo estiver preparado para enfrentar o desafio.

Programa Intermediário: uma série de exercícios que exigem mais do aluno do que aqueles constantes do Programa para Principiantes; eles o desafiam a começar a se mover com fluência, maior precisão e concentração, fazendo com que sua respiração trabalhe em conjunto com o exercício.

Programa para Principiantes: programa inicial do Pilates que ensina como começar a usar o centro de força para estabilizar a parte inferior das costas e a pelve durante os movimentos, preparando-o também para movimentos posteriores, mais difíceis. Os princípios do Pilates, particularmente o controle e a centralização, são introduzidos com esses exercícios.

Propriocepção: percepção de onde as partes do corpo estão e de onde o corpo como um todo se encontra no espaço, o que ajudará você a obter o equilíbrio do corpo e o controle do movimento.

Quadríceps: grupo de quatro músculos, localizado na parte anterior da coxa.

Sacro: osso grande e triangular, situado na base da coluna, e que se liga à pelve ao longo da articulação sacroilíaca.

Sinais de progresso: esses sinais indicam que você está forte o suficiente para passar de um nível do Pilates para o seguinte.

Transição: movimento que lhe possibilita fluir suavemente de um exercício para outro; ela o estimula a manter o centro de força acionado durante a prática do total de uma sessão.

Visualização: uso da imaginação como auxiliar na aprendizagem da maneira correta de se mover quando você executar um exercício; por exemplo, "Os pulmões se enchem como dois balões".

***wrap*:** quando a parte posterior das coxas e as nádegas são acionadas, o que abre a frente dos quadris e produz um ligeiro giro das pernas para fora; a contração ajuda a sustentar o centro de força.

"Zip Up" ("fechar um zíper"): puxar a região entre as pernas para cima, ao longo de uma linha central forte, desde os calcanhares até as nádegas, o que erguerá o assoalho pélvico.

Índice Remissivo

A

Abertura dos Joelhos 74-5
Acenos com a Cabeça 64-5
adolescentes e Pilates 390
alinhamento 26, 32
alinhamento postural 380
"alongamento com força" 42
Alongamento da Coluna para a Frente
  avançado 244-47
  intermediário 154-57
  principiantes 108-09
Alongamento de Uma Perna Estendida
  "Tesoura" (Série de Cinco Abdominais)
  avançado 236-37
  intermediário 146-47
Alongamento de Uma Perna Só (Série de
  Cinco Abdominais)
  avançado 232-33
  intermediário 142-43
  principiantes 102-03
Alongamento do Pescoço (avançado) 266-69
Alongamento Duplo com as Pernas
  Estendidas "Erguimentos Mais Baixos"
  (Série de Cinco Abdominais)
  avançado 238-41
  intermediário 148-51
Alongamento Duplo das Pernas (Série de
  Cinco Abdominais)
  avançado 234-35
  intermediário 144-45
  principiantes 104-07
alongamento e oposição 33
Alongamento Lateral 358

Apoio Frontal para a Elevação da Perna
  (intermediário) 204-05
Apoio sobre os Ombros
  Bicicletas (avançado) 272-75
  Tesoura (avançado) 270-71
Arqueamento do Pescoço 66-7
atenção 383, 393
aulas 56-7
autorresistência 394

B

Balanço com as Pernas Separadas –
  Preparação
  (intermediário) 158-61
Balanço com as Pernas Separadas (avançado)
  248-51
Balanço dos Joelhos 76-7
banda iliotibial 393
"Batata Quente", Série de Pontapés Laterais
  (avançado) 298-99
Bíceps I 354
Bíceps II 355
Bíceps III 356
Bicicleta, Série de Pontapés Laterais
  (avançado) 304-07
Bicicletas (Apoio sobre os Ombros)
  (avançado) 272-75
Boxear 359
Braços na Posição de Traves de Gol 82-3
Bumerangue (avançado) 340-43

C

Cancã (avançado) 316-19

Canivete (avançado) 282-85
Cem, Os 55
   avançado 214-17
   intermediário 130-31
   principiantes 86-9
centralização 25-6, 392
centro
   controle do 42
   estabilidade do 25, 36-9, 42, 54, 392
   força do 42
   músculos centrais 352
   interno 36-7
   externo 37-9
centro de força 28, 33, 34, 381-83, 393
na vida diária 383
Chutes com as Duas Pernas (avançado) 264-65
Círculos (Série de Pontapés Laterais)
   avançado 294-95
   intermediário 186-87
Círculos com os Braços 362-63
Círculos com os Quadris 320-23
Círculos com Uma Perna
   avançado 226-29
   intermediário 1363-9
   principiantes 94-7
cóccix 394
colchonetes 57
coluna
   articulação da coluna 31
coluna neutra 29, 393
concentração 26
   e conexão entre mente e corpo 390
conexão mente-corpo-espírito 41, 393
conexões 33
controle 26
coordenação 41
corpo, percepção 41, 390

Curva C 30, 392

D

Desafiador I
   avançado 308-11
   intermediário 196-99
Desafiador I Perna (intermediário) 192-95
Desafiador II (avançado) 312-13
Desafiador III (avançado) 314-15
Deslizamento das Pernas 78-9
dor
   dores lombares 385
   problemas no pescoço 386-87

E

Elders (anciãos) 22, 392
Elevação da Perna com Apoio Frontal (avançado) 326-29
Elevação da Perna com o Corpo Voltado para Cima (avançado) 330-33
endorfinas 9, 392
equipamento 57
Erguimentos e Círculos com a Parte Interna da Coxa (Série de Pontapés Laterais)
   avançado 296-97
   intermediário 188-91
   principiantes 122-25
escavação 28, 394
escoliose 393
"esforço com facilidade" 35, 392
estabilidade do centro 25, 36-9, 42, 54, 392
Estabilização da Cintura Escapular 70-1
Exercícios com Duas Repetições 366-69
Expansão do Tórax 360

F

Flexão dos Joelhos 72-3
flexibilidade 42, 54, 390

Flexões dos Braços (avançado) 346-49
Flexões Laterais na Posição Sereia (avançado) 338-39
flexores dos quadris 392
fluência dos movimentos 27
Foca
  avançado 344-45
  intermediário 210-11
  principiantes 126-27
força 54
forçar para baixo 392
formato de caixa 32
Fundamentos 55, 59-83, 392

G

Grande Círculo com a Perna, Série de Pontapés Laterais
  avançado 300-03
  gravidez 388-89

H

humor, melhora 41

I

imprimir 60, 393
Ísquios 394
Iso-Abs 62-3

L

lesões, reabilitação após 53-4

M

Mergulho do Cisne (avançado) 258-61
Modificações 55, 393
moldura 33
movimento
  e postura 380-83
movimento fluente 27

Movimento Cruzado (Série de Cinco Abdominais)
  avançado 242-43
  intermediário 152-53
músculos
  do centro de força 381-82
  dos centros interno e externo 36-9
  equilíbrio muscular 390
  força muscular 43
  glúteos 392
  na terceira idade 391

N

Natação
  avançado 324-25
  intermediário 200-03
níveis de condicionamento físico 52

O

osteopenia 393
osteoporose 393
oxigenação 393

P

Para Cima e Para Baixo (Série de Pontapés Laterais)
  avançado 290-91
  intermediário 180-81
  principiantes 118-21
Para a Frente e Para Trás (Série de Pontapés Laterais)
  avançado 286-89
  intermediário 176-79
  principiantes 114-17
Passé (Série de Pontapés Laterais)
  avançado 292-93
  intermediário 182-85
pelve 393

pelve neutra 29, 393
percepção, corpo 41, 390
Pesos
  Série Exercícios com Pesos para os Braços 351-63
pesos manuais 57
pesos para os Braços 57, 352-63
pessoas mais jovens e Pilates 390
Pilates
  benefícios do 41-7
  história 20-1
  prática segura 54-5
Pilates Clássico 22-3
Pilates, Joseph 9, 10, 20-2, 24-6, 56, 364, 390
Pilates, posição 34, 352, 393
Ponte de Ombros (avançado) 276-79
Posição de Pilates 34, 352, 393
Posição tampo de mesa 353
postura 44-7, 352
  durante a gravidez 389
  e dor na parte inferior das costas 385
  e jovens e adolescentes 390
  e movimento 380-83
  e terceira idade 391
precisão 27
Preparação para a Ponte de Ombros (intermediário) 172-75
Preparação para o Mergulho do Cisne (avançado) 258-61
problemas nas costas 17
  dor na parte inferior da costas 385
problemas no pescoço 17, 386-87
propriocepção 54, 393

Q
quadríceps 393
queixo na direção do peito 34-5

R
reabilitação após lesões 53-4
relaxina 388
Relógio 68-9
resistência 54, 390
respiração 24, 60
Rolar como Uma Bola
  avançado 230-31
  intermediário 140-41
  principiantes 98-101
Rolar para Baixo (principiantes) 90-3
Rolar para Cima
  avançado 218-21
  intermediário 132-35
Rolar por Cima do Corpo 222-25
Rotação da Coluna (avançado) 280-81
Rotação do Pescoço do Cisne (intermediário) 168-71
roupas 57

S
Saca-Rolhas (avançado) 252-53
Saca-Rolhas I (intermediário) 162-65
sacro 393
saúde mental 41
Sereia (intermediário) 206-09
Série de Cinco Abdominais
  Alongamento de Uma Perna Estendida "Tesoura" (avançado) 236-37
  Alongamento de Uma Perna Estendida "Tesoura" (intermediário) 146-7
  Alongamento de Uma Perna Só (avançado) 232-33
  Alongamento de Uma Perna Só (intermediário) 142-43
  Alongamento de Uma Perna Só (principiantes) 102-03

Alongamento Duplo com as Pernas Estendidas "Erguimentos Mais Baixos" (avançado) 238-41
Alongamento Duplo com as Pernas Estendidas "Erguimentos Mais Baixos" (intermediário) 148-51
Alongamento Duplo das Pernas (avançado) 234-35
Alongamento Duplo das Pernas (intermediário) 144-45
Alongamento Duplo das Pernas (principiantes) 104-07
Movimento Cruzado (avançado) 242-43
Movimento Cruzado (intermediário) 152-53
Série Exercícios com Pesos para os Braços 351-63
Série Exercícios em Pé com Pesos para os Braços 352-53
Série de Pontapés Laterais
  "Batata Quente" (avançado) 298-99
  Bicicleta (avançado) 304-07
  Círculos (avançado) 294-95
  Círculos (intermediário) 186-87
  Erguimentos e Círculos com a Parte Interna da Coxa (avançado) 296-97
  Erguimentos e Círculos com a Parte Interna da Coxa (intermediário) 188-91
  Erguimentos e Círculos com a Parte Interna da Coxa (principiantes) 122-25
  Grande Círculo com a Perna (avançado) 300-03
  Para a Frente e Para Trás (avançado) 286-89
  Para a Frente e Para Trás (intermediário) 176-79
  Para a Frente e Para Trás (principiantes) 114-17
  Para Cima e Para Baixo (avançado) 290-91
  Para Cima e Para Baixo (intermediário) 180-81
  Para Cima e Para Baixo (principiantes) 118-21
  Passé (avançado) 292-93
  Passé (intermediário) 182-85
Série de Pontapés Laterais de Joelhos (avançado) 334-37
Serrote
  avançado 254-57
  intermediário 166-67
  principiantes 110-13
sistema musculosquelético 39-40
sistema nervoso 35, 39-40

T
terceira idade e Pilates 391
Tesoura (Apoio sobre os Ombros) (avançado) 270-71
Transições 27, 394
Tríceps 357
Túberes isquiáticos ver Ísquios

V
vertigem 388
Visualização 34, 394
Voo 80-1

W
wrap 394

Z
"*Zip Up*" 361

Agradecimentos

Para mim, aprender Pilates representou realmente uma mudança de vida: foi uma verdadeira experiência de mente, corpo, espírito. Minha força emocional aumentou com a confiança física, levando-me a alcançar coisas que eu não sabia que podia alcançar. Conheci algumas pessoas inspiradoras, que acreditaram em mim e me ofereceram oportunidades; sou muito grata a elas. A energia e o dinamismo de minha primeira instrutora, Lesley McPherson, de Gaile Dean, que continua a me ensinar e a me desafiar, até os instrutores internacionais, que trouxeram o Pilates para professores, diretamente de Joseph Pilates, os amigos que fiz ao longo da jornada, particularmente Madeleine Brzseki, que sempre viu mais potencial em mim do que eu mesma.

Também agradeço à contribuição de meus colegas fisioterapeutas, em especial Miria Putkonen, que me ensinou, orientou e motivou, na medida em que o Pilates e a fisioterapia se tornaram de muitas maneiras inseparáveis.

Também recebo muita inspiração e motivação das pessoas que eu trato e treino. Nelas, vejo o poder que o movimento pode ter para curar e aumentar o bem-estar. Obrigada a todos os meus alunos e pacientes; eu constantemente aprendo com vocês, enquanto os trato ou oriento.

Agradeço à minha família por seu contínuo amor e paciência, bem como aos meus filhos Madeline, Isaac e Joseph, que são maravilhosos.

Um especial agradecimento a Gerry Thompson e a todos da Octopus, por sua orientação e ajuda durante esse processo.

Jo Ferris é especialista em Fisioterapeuta Neurológica e instrutora de Pilates Clássico. Jo trabalha no Serviço Nacional de Saúde e em sua clínica particular, tratando adultos com problemas neurológicos; faz palestras e dá aulas de Pilates, individuais ou em grupo.

E-mail: jopilates@virginmedia.com / www.joferris.co.uk

Crédito das fotos: 21 Getty Images/Michael Rougier/time & Life Pictures; 389 Thinkstock/George Doyle; 391 Corbis/Joan Glase Glase.